当代中医外治临床丛书

口腔疾病

中医特色外治223法

总主编　庞国明　林天东　胡世平　韩振蕴　王新春
主　编　孟红军　王凯锋　王红梅　王琳樊

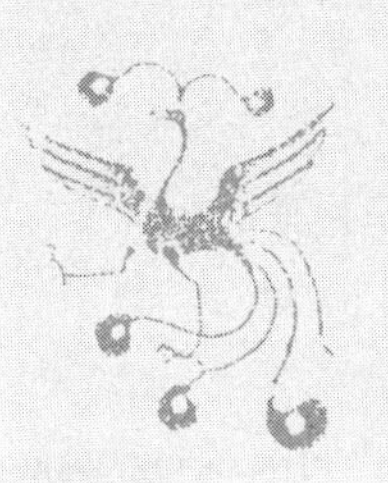

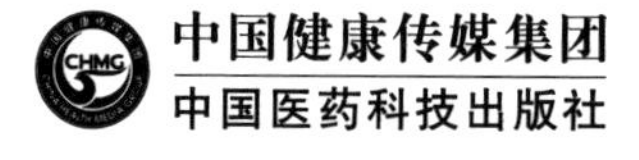

中国健康传媒集团
中国医药科技出版社

内 容 提 要

本书共分两章十八节。第一章为概论部分，从总体上对中医口腔外治法的发展简史、常用外治法、作用机制、提高临床疗效的思路与方法及相关注意事项进行了系统介绍。第二章为临床应用部分，重点介绍了口腔科常见的口腔疾病中医外治法。每一疾病按照概述、药物外治法、非药物外治法、综合评按等部分编写。本书内容系统全面，汇聚了当今口腔常见病的临床中医外治方法，对从事口腔专业的临床医师、教师及科研工作者有一定的参考作用。

图书在版编目（CIP）数据

口腔疾病中医特色外治223法 / 孟红军等主编．— 北京：中国医药科技出版社，2021.5

（当代中医外治临床丛书）

ISBN 978-7-5214-2252-8

Ⅰ．①口…　Ⅱ．①孟…　Ⅲ．①中医五官科学—口腔科学—外治法

Ⅳ．① R276.8

中国版本图书馆CIP数据核字（2021）第004265号

美术编辑　陈君杞

版式设计　也　在

出版　**中国健康传媒集团** | 中国医药科技出版社

地址　北京市海淀区文慧园北路甲22号

邮编　100082

电话　发行：010-62227427　邮购：010-62236938

网址　www.cmstp.com

规格　710×1000mm $^{1}/_{16}$

印张　7

字数　106千字

版次　2021年5月第1版

印次　2024年1月第2次印刷

印刷　三河市万龙印装有限公司

经销　全国各地新华书店

书号　ISBN 978-7-5214-2252-8

定价　29.00元

获取新书信息、投稿、为图书纠错，请扫码联系我们。

《当代中医外治临床丛书》编委会

本书编委会

主　编　孟红军　王凯锋　王红梅　王琳樊

副主编　（按姓氏笔画排序）

闫金才　杜欣冉　李　志　李　明

张　侗　赵海燕　黄婉红　龚文江

编　委　（按姓氏笔画排序）

王　娅　王瑞华　孔丽丽　代珍珍

司卓琳　许　亦　李亚楠　李军武

李红梅　李晓辉　张欠欠　张亚乐

庞　鑫　庞勇杰　南凤尾　娄　静

高言歌　董世旭

良工不废外治

——代前言

中医外治法是中医学重要的特色标志之一。在一定程度上讲，它既是中医疗法乃至中医学的起源，也是中医药特色的具体体现。中医外治法经历了原始社会的萌芽、先秦时期的奠基、汉唐时期的发展、宋明时期的丰富、清代的成熟以及当代的完善与发展。尤其是近年来，国家中医药管理局高度重视对中医外治法的发掘、整理与提升，并且将其作为中医医院管理及中医医院等级评审的考评指标之一，极大地推动了中医外治法在临床中的应用和推广。中医外治法与内治法殊途同归、异曲同工，不仅可助提临床疗效，而且可以补充内治法的诸多不足，故自古就有“良工不废外治”之说。因此，中医外治法越来越多地得到各级中医管理部门、各科临床一线医护人员的高度重视和青睐。

近年来，中医外治法的发掘、整理、临床应用研究虽然受到高度重视，但惜于这许许多多的传统与现代新研发的外治疗法散见于各个期刊、著作等文献之中，不便广之，尤其是对于信息手段滞后及欠发达地区的基层医务人员来说，搜集资料更加困难，导致临床治疗手段更是受到了极大的限制。为更好地将这些疗法推广于临床各科，更好地弘扬中医特色外治疗法，在上海高品医学激光科技开发有限公司、河南裕尔嘉实业有限公司的支持与帮助下，我们组织了全国在专科专病领域对外治法有一定研究的50余家中医医院的260余位临床专家编撰了这套《当代中医外治临床丛书》。本丛书以“彰显特色、简明扼要、突出实用、助提疗效”为宗旨，每册分为概论和临床应用两大部分。其中概论部分对该专病外治法理论基础、常用外治法的作用机制、提高外治临床疗效的思路与方法以及应用外治法的注意事项五个方面进行阐述；临床应用部分以病为纲，每病通过处方、用法、适应证、注意事项、出处、综合评按六栏对药物外治法、非药物外治法进行详细介绍。尤其是综合评按一栏，在对该病所选外治法进行综合总结分析的基础上，提出应用外治法的要点、心得体会、助提疗效的建议等，乃本书的一大亮点，为读者正确选用外治方法指迷导津，指向领航。本套丛书共分为内科、外科、妇科、儿科、五官科、皮肤科、男科、骨伤科、肛肠科、康复科十大类20个分册，总计约300万字。其中，书名冠以“××法”，实一方为一法。希望本套丛书的出版能为广大中医、西医、中西医结合临床工作者提供一套实用外治疗法参考书。

由于时间仓促，书中难免有不足之处，盼广大读者予以批评指正，以利再版时修订完善！

庞国明

2021年3月

编写说明

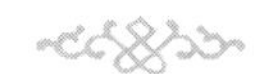

近年来，口腔疾病的中医外治法从临床经验总结到试验理论研究都取得了很大进步。通过临床观察发现，口腔黏膜病、牙周病、神经性疾病等，采用中医外治法治疗比单纯用中医内治法或西医药效果更好。在试验研究方面，如用中医药治疗牙周病、口腔黏膜病等已取得较为突出的成绩。因为采用外治法治疗口腔疾病，药物能直达病所、吸收迅速、疗效显著，且毒副作用小，现已逐渐被患者所接受，也引起越来越多学者的关注。为了能使口腔中医外治法更好地服务于临床，我们将诸位编者在临床中应用中医外治法的心得体会加以整理，并从专业杂志、书籍及古籍中搜集了具有代表性且有很好临床疗效的外治方法，汇集成书，以期为广大从事于口腔临床的医生和研究者提供一部可供参考的工具书。

目前，在应用中医外治法治疗口腔疾病的研究方面，全国各地区之间的发展尚不平衡。一般来说，大中城市及专科医院开展得较好，广大基层医院开展得较差，且这方面的专著目前出版的并不多。为了改变这种发展的不平衡，让广大从事于口腔临床的医疗工作者手头都能拥有一本较为系统全面的工具书，我们历经八年，五易其稿，终编撰成书。

有些中医外治法，特别是民间一些确有疗效的外治验方、验法，由于没有发表途径，普及度不高，我们在本书的“出处”中以“经验方”的形式呈现给读者，以便临证时选用。本书的出版，开口腔中医外治法医学专著之先河，相信必将促进我国口腔医学的交流发展，同时也为医学院校师生及广大从事口腔医学科研、教学、临床的工作者提供一部实用的参考书。

本书处方需在医师指导下应用，患者不可自行选用。由于编者水平有限，不妥之处，谨请广大读者予以指正，以便再版时修订完善。

编　者

2021 年 3 月

目录

第一章◎概论

第二章◎临床应用

第一章 概论

第一节　发展简史

中医口腔学是在中医理论指导下，以研究人体口、齿、唇、颊及颌骨等的解剖、生理病理特点、诊断辨证规律及治疗方法为主要内容的一门临床学科，它是中医学的一个重要组成部分。其历史悠久，内容丰富，为我国人民的口腔保健事业做出了巨大贡献。中医口腔外治法是在中医学理论指导下以药物、手法或器械在体表（黏膜）或从体外治疗口腔疾病的方法。其形成和发展大致可分为六个阶段：殷商、春秋战国时期为萌芽阶段；秦汉、两晋时期形成雏形；隋、唐时期为蓬勃发展阶段；宋、金、元时期为成熟阶段；明、清、民国时期由快转慢；新中国成立以后为全面发展阶段。

一、奠基阶段

据考证，1972 年长沙马王堆出土的汉墓帛书《五十二病方》的成书年代要早于《黄帝内经》，是我国迄今为止发现的最早的方书。书中关于口齿疾患的记载很多，如颔（颌）痛、齿痛、口干、唇反（人中满则唇反）、颐痛、虫蚀（龋齿）等。在与其一起出土的医学文物《足臂十一脉灸经》和《阴阳十一脉灸经》中，已把耳、鼻、咽喉、口、齿、唇、舌诸器官与十一经脉联系起来，其中包含了“齿脉”及其循行路线。该书还记载了用榆皮、白芷、姜、桂等药物充填治疗龋齿，这可以说是我国最早的牙齿充填术。

《礼记》中有“鸡初鸣，咸盥漱”的记载，是有关口腔卫生保健的最早记载，说明早在 2500 年前中国人就已养成了早晨用盐水漱口的卫生习惯。《灵枢・杂病》提出“齿痛，不恶清饮，取足阳明”等方法。另外《灵枢》还载有对口角㖞斜、唇疮疹、舌体痛、舌体强、颊痛、颔痛、口角流涎等口腔疾病的针刺法，为中医口腔外治法的发展奠定了理论基础。

秦汉时期，中医学已初具规模，医学分为九科，其中就有口齿科。《金匮要略》中有“梅多食，坏人齿”的记载。同时，书中首次记载了应用牙髓失活剂治疗龋病，如《金匮要略·妇人杂病脉证并治》中载有治“小儿疳虫蚀齿方：雄黄、葶苈，上二味，末之，取腊月猪脂，镕，以槐枝绵裹头四五枚，点药烙之”。小儿疳虫蚀齿即儿童龋齿，方中所用的雄黄即三硫化砷，是目前临床上常用的牙髓失活剂。张仲景应用砷剂治疗龋齿，比1836年美国的斯普纳（Spooner）应用砷剂牙髓失活剂治疗龋齿早1800多年。据《后汉书·艺文志·医家类》记载，张仲景还著有《口齿论》一书，惜已亡失。

两晋时期，我国口齿科学已达到较高水平，除对口腔疾病的认识不断丰富外，比较突出的是我国已有了口腔外科手术。如晋代名医葛洪所著的《肘后救卒方》中提出了落架风（即颞颌关节脱位）的整复手法，书中还记载有“早晨叩齿三百下”的口齿保健法。据晋代陆云写给陆机的信中说：“一日行剔公器物有剔牙签，今以一枚寄兄。”可知，我国牙签之名始见于晋代。

综上所述，中医口腔外治法在春秋战国时期还处于萌芽阶段，但到了秦汉时期，《黄帝内经》及《口齿论》的出现，标志着中医口腔外治法已具雏形。

二、蓬勃发展阶段

隋代巢元方所著《诸病源候论》共50卷，其中涉及口齿科的约38候。口、齿、唇、舌疾病均有专卷论述，全书论及牙痈、风齿、齿间出血、齿漏、口舌疮、紧唇、兔唇、舌肿强等30余种口腔疾病，着重阐明其发病原因及证候，内容十分详尽。如其中所载“失欠颌车蹉候”，即今之颞颌关节脱位，是由“筋脉挟有风邪”所引起，并指明复位时应“推当疾首”，恐误啮伤人指也。该书“拔牙损候”中论述了拔牙后的病理变化及拔牙后出血并发症的处理，说明当时已普遍应用拔牙技术。巢氏还注意到了小儿的生理特点，将小儿口腔疾病进行了专卷论述。据文献所载，隋代不仅采用了拔牙术，同时对齿龈坏疽和龋齿也采用外治疗法。

唐代孙思邈在所著的《备急千金要方》和《千金翼方》中将口腔疾病

列为七窍病，并收集了治疗口腔疾病的方药 114 首之多，其中载有治疗口舌干燥、口疮及坚齿等的药物。除药物治疗外，还记述了药物外洗、手术、针灸、砭法、导引及食疗等外治方法。唐代《养生方》中有“朝夕啄齿齿不龋”之说，还有“叩齿九通，咽唾三过，常数行之，使齿坚，头不痛”的健齿方法。《备急千金要方》还载有“每旦以一捻盐内口中，温水含揩齿”的口腔保健方法。

由此可见，在隋唐时期人们对口腔疾病的认识已有了很大的提高，口腔卫生保健已倍受重视，开始运用叩齿、摩龈、吞唾等外治方法防治牙周疾病，这些方法至今还被人们所采用。在这一时期，邵英俊还著有《口齿论》1 卷、《排玉集》3 卷，惜已佚失。

综上所述，隋唐时期不论在口腔外治临床方面，或是在口腔医学教育方面都得到了蓬勃的发展。

三、成熟阶段

宋代由政府组织编撰的《太平圣惠方》《太平惠民和剂局方》《圣济总录》以及陈无择所著的《三因极一病证方论》等书中，对口腔疾病的防治均有论述，内容十分丰富。不但所用药物品种增多，而且预防措施也有所增加，有的已在当时普遍应用。特别是补牙、牙周洁治、拔牙、脓肿切开、烧灼、手法复位、唇裂修复、舌系带修整等多种治疗技术和操作已广泛应用于临床，同时还发明了钳刀、铍刀等治疗器械，这些也是中医口腔科学已发展成熟，可以独立成科的重要标志。《太平圣惠方》中有“治牙齿非时脱落，令牢定铜末散”的记载，《圣济总录》中有“治牙齿摇落复安令着坚齿散方”的记载，这两个记载可称之为我国最早的牙齿再植术，比法国人 Fauchard 于 1723 年开始应用再植术早 700 多年。

1953 年，在前热河赤峰县大营子村辽驸马墓的殉葬品中发现了两把骨制牙刷柄，据专家考证，这是两把构造合理的植毛牙刷，由此证明，植毛牙刷在我国辽代已出现，它比国外植毛牙刷的出现早 700 多年。随着植毛牙刷的发明，伴随而生的是洁牙剂的普遍应用，在此后的许多医书中都载录了大量洁牙剂的处方。在《东垣十书》中还记载有“刷牙牢齿散”，用以清洁和保护牙齿，主张睡前刷牙，这与现代口腔保健理论极为吻合。

四、由快转慢阶段

明代著名医家薛己撰写了《口齿类要》一书，专门记载了茧唇、口疮、齿痛、舌症等口腔疾病，并对口疮的发病机制作了简明的概括："口疮上焦实热，中焦虚寒，下焦阴火。"此书为我国现存最早的口腔专著，书中记载了很多实用的口腔外治法内容。

明代李时珍所著《本草纲目》中载有对200余种口腔病证的治疗方法，包括外治法20余种，其中不少外治法至今仍为临床所常用。如治疗口腔疾病用砒霜半两，醋调如糊，碗内盛，待干刮下，用粟粒大，绵裹安齿缝，来日取出……久患者不过三次即愈。此为用砷剂治疗牙齿病，用法、用量与今相近。该书对口腔病的预防与保健也作了科学的论述，如"旱莲草：同青盐炒焦，揩牙，乌须固齿"和"糯糠，治齿黄，烧取白灰，旦旦擦之"，提出了使牙齿洁白的措施。《医方考》载有用草乌、荜茇、川椒、细辛共为粉末，涂患牙处使牙自落不痛的方法。

清代顾世澄所著的《疡医大全》中有关口腔病外治的内容更为丰富。书中载有口腔疾病近70种，还提出修补唇裂要在涂麻药之后，再切开皮肤，并以绣花针穿线缝合，在肌生肉满之后拆线。可见清代的唇裂修复术已达到一定水平。

民国时期，国民党政府对中医采取歧视消灭政策，排挤压制中医，使中医事业倍受摧残，中医口腔学也不例外。据调查，此时期全国没有专门从事中医口腔工作的医务人员。

五、全面发展阶段

新中国成立后，党和政府非常关心中医事业，首先制定了符合我国国情的中医政策，给予中医事业极大的关怀，中医口腔科学重获新生。继中国中医研究院（现中国中医科学院）成立之后，1956年以后，在全国各地相继开办了中医学院，并设立了耳鼻喉口腔教研室，讲授中医口腔科的部分专业知识。同时，在有条件的中医医院开设了口腔专科门诊，开展了口腔黏膜病、牙周病、颞颌关节痛、口腔肿瘤的防治和研究工作，取得了可喜的成绩。20 世纪 70 年代以来，有条件的中医院校还开设了中医口腔科学课程，系统讲授中医口腔学的专业知识。20 世纪 80 年代以来，中医口腔学在临床防治、基础理论研究和文献整理方面均取得了较大进展。

1. 临床防治方面

在临床防治方面，开展了中医药治疗口腔常见病、疑难病工作。应用中医外治法治疗口疮、唇炎、口炎、牙周病、扁平苔藓、根尖周炎、牙痛、干燥综合征、白塞综合征等疾病，从中医整体观出发，结合辨病与辨证，及全身与局部情况，制定行之有效的治疗方案，收到了良好的治疗效果，克服了单纯应用抗生素、激素治疗所带来的疗效不稳定和毒副反应。同时，应用分子水平研究揭示中药治疗这些疾病的作用机制。

近年来，有研究显示，用水杨梅、刺五加、紫花地丁、赤芍、红花、苦丁茶、金银花、绿茶等中药进行龋齿预防，可以改善口腔内环境，抑制细胞外多糖的产生，改变 pH、乳酸杆菌、变形链球菌对牙齿的不良作用，减少菌斑，从而起到预防龋齿的作用。

据文献报道，近年来应用中医外治法治疗多种口腔疾病，也取得了较大的突破。用中药荜茇、高良姜、白芷、细辛、五倍子、骨碎补、胡椒、煅龙骨、海螵蛸等治疗牙齿敏感症，用中药斑蝥、六神丸、蟾蜍、鸦胆子等治疗牙髓失活，效果较好。用中药金银花、黄连、三七、蒲公英、骨碎补等直接或间接盖髓，可起到保护牙髓活力的作用。用清热解毒类中药治疗口腔颌面部炎症，可以收到好的疗效。绞股蓝对癌阻断试验显示，其可降低致癌率，对细胞异常增殖有抑制作用。大蒜注射液能预防口腔癌前病变发生，提高淋巴细胞转化和白介素 -2 水平。中药田基黄对舌鳞状细胞癌细胞株的生长有显著抑制作用。

2. 基础理论研究方面

在基础理论研究方面，重点展开了口腔与心、肝、脾、肾的生理病理关系的研究，体现在局部与整体相结合、中医辨证与西医辨病相结合治疗口腔疾病的研究方面。

3. 文献整理方面

在文献整理方面，对中医古籍中有关口腔方面的论述和现代治疗口腔疾病的有关资料进行了搜集和整理。20 世纪 80 年代末至 90 年代，中医口腔学专著相继问世，弥补了医学领域中中医口腔学专著甚少之不足，为中医口腔学临床、教学和科研提供了宝贵的资料，对中医口腔学的发展起到了推动作用。

随着我国卫生事业的发展，中医口腔学也将会更加完善、系统。

第二节　常用中医外治法

中医外治法在口腔疾病治疗中占有重要地位。因口腔部位表浅，视之可察，触之可及，且施之即效，故临床上多采用外治法进行治疗。外治法是运用药物，或手法，或手术配合专科器械，直接施于患者体表或口腔的局部病变，起到治疗目的的一种疗法。中医外治法可单独应用，亦可与内治法结合使用。中医外治法同内治法一样，也须根据病变部位进行辨证施治，方可取得理想的治疗效果。兹将常用口腔疾病中医外治法介绍如下。

一、药物外治法

外用药物疗法是用药物制成不同的剂型，采用各种方法施于患处，使药性直接作用于口腔患处局部。常用的口腔疾病中医外治方法有：吹药法、噙药法、贴敷法、含漱法、鼻吸法、发疱法、贴脐法、涂擦法、贴膜法、穴位注射法、塞鼻法、湿敷法、综合外治法、擦洗法、薄贴法、烟熏法等。以下具体介绍几种常用的药物外治法。

1. 含漱法

含漱法是指用药液漱涤口腔，清洁患部，达到清热解毒、消肿止痛、祛腐除秽目的的一种方法。

2. 噙药法

噙药法是指将药丸含于口中，慢慢噙化，使药物在口腔内保留较长时间，从而对口腔病变起到外治作用，亦可咽下达到内治之功的一种方法。噙药法为内治与外治相结合的方法，临床上较为常用。

3. 吹药法

吹药法是指将药粉用吹粉器直接吹布患处，以达到清热解毒、消肿止痛、祛腐生肌、收敛溃烂等作用的一种方法。适用于口、齿、唇、舌等病变部位，症见局部红肿、糜烂、溢脓等。

4. 贴敷法

贴敷法是指将药物直接敷于患处，以达到清热解毒、消肿止痛、收敛疮口等作用的一种方法。也有的是用药贴敷穴位，通过经络作用传递，从而起到治疗作用。

5. 熏洗法

熏洗法是指用药物煎汤，趁热在患部熏蒸、淋洗和浸浴的一种方法。熏洗法借助热力和药力的综合作用，从而促进腠理疏通，气血流畅，改善局部营养和全身功能，以达到解毒消肿、止痛、止痒、祛风等目的。

6. 鼻吸法

鼻吸法是指将药物研成细面，吸入鼻孔内，刺激鼻腔黏膜而连续打喷嚏，从而使临床症状得以缓解和消失的一种方法。

二、非药物外治法

非药物外治法是指利用某些器械或某些手法，使病痛得以缓解，或者痊愈的外治方法。常用的非药物外治法包括：针刺法、灯火灸法、艾灸法、耳穴压豆法、放血疗法、冰敷法、穴位埋针法、穴位按压法、按摩法等。以下具体介绍几种常用的非药物外治法。

1. 针刺法

针刺疗法是指运用不同的针具，刺激机体某些特定部位，通过经络的作用以调节机体功能，从而达到防病治病目的的一种治病方法。针刺疗法操作简单、实用安全、易于掌握。

2. 艾灸法

艾灸法是指用艾叶制成的艾绒作为施灸材料而进行灸治的一种方法，具有温经散寒、理气活血、通经活络、回阳救逆等作用，被广泛地运用于口腔疾病的治疗中。

3. 耳穴压豆法

耳穴压豆法是指用胶布将王不留行籽准确地粘贴于耳穴处，并给予适度的揉、按、捏、压，使其产生酸、麻、胀、痛等刺激感应，以达到治病目的的一种外治疗法。本疗法能较长时间地对穴位进行持续刺激，也可及时调整，故在一定程度上能弥补药物疗法之不足。

4. 冰敷法

冰敷法是指用冰袋直接或以冰水调和药末敷于患处或特定部位，以治疗疾病的一种方法。它借冰的大寒之性，直接作用于患处或特定部位，以达到降温散热、止血止痛的作用。

第三节　作用机制

中医外治法的作用机制不外乎整体作用、局部作用二端，其作用机制主要包括以下几个方面。

一、脏窍一体观

口腔是人体至为重要的器官。《世医得效方》云：“口为身之门。”指出口腔是人体与外界相联的孔窍，为摄纳饮食的门户。而口腔能正常地完成其生理功能，主要是五脏六腑、经络与口腔相互联系，并达到内外平衡、相互协调的结果。脏腑功能正常则口腔能发挥各种功能，脏腑功能失调，亦必在口腔中有所反映。同样，口腔病变亦可导致脏腑功能失调。脏腑与口腔的联系有直接、间接之分，其关系的密切程度亦有差别。口腔在生理、病理上与五脏六腑均有联系，脏窍一体观体现的也是整体与局部的关系。在口腔局部应用药物或非药物疗法的同时，也会对机体产生整体作用。

口腔黏膜上血管丰富，口腔给药可使药物在口中含化溶解，经黏膜表面扩散，通过毛细血管吸收进入血液，因此口腔黏膜对某些药物吸收较快，有时甚至仅次于静脉注射及雾化吸入。有些外用药物具有对局部良好的抗感染作用，有些外用药物可促进细胞的增生分化、加快肉芽组织的增长速度，在一定程度上可加快伤口的愈合速度，减少瘢痕形成，改善创面血液循环，增加局部血氧供给，加速创面新陈代谢，促进创面愈合。同时药物经吸收进入血络经脉，输布全身，改变五脏六腑的病理状态以发挥其药理作用。

二、经络学说

十二经脉、奇经八脉均可直接或间接到达口腔部位，将脏腑与口腔联系起来。在正常生理情况下，经络有运行气血、感应传导的作用，而在发生病变时，经络就成为传导病邪和反映病变的途径。因此，脏腑的病变可以经过经络的传变，影响口腔的生理功能而发生病变；反之，口腔的病变也可以经过经络而影响相应脏腑，从而导致该脏腑的阴阳、气血失调。由于经络有一定的循行部位和络属脏腑，因而可以反映所属脏腑的病症。在临床上，可根据疾病症状出现的部位，结合经络循行的走向及所联系的脏腑，作为疾病诊断的依据，并指导临床治疗。

针灸是运用经络学说的典型疗法。针灸疗法包括针法和灸法。针法是指运用不同的针具，刺激机体某些特定部位，通过经络的作用，以调节机体功能，从而达到防病治病目的的治病方法。通过针刺可以激发经络的调节功能，以“泻其有余，补其不足，阴阳平复”，它不是直接针对病原，也不是直接作用于罹患疾病的组织，而是通过刺激一定穴位，调动机体自身的调节功能，从而达到治病的目的。针刺作用具有双向性，作用范围具有整体性，能起到兴奋和抑制双重效应，对脏腑功能的盛衰有调理作用。不仅能够调节人体的器官功能，提高机体免疫能力，还能促进损伤组织的修复和激活机体的抗病能力。对机体免疫功能异常、疼痛、炎症、功能紊乱等，均可产生一定影响，使机体各脏腑之间达到综合平衡。

灸法是利用艾绒或其他药物，在穴位和患部熏灼、贴敷，使其产生温热性或化学性刺激，通过经络作用，以达到治疗目的的一种治病方法。灸法同针法一样，也是通过刺激穴位激发经络功能，从而起到温经散寒、疏风解表、消瘀散结和降逆通气的作用。

三、药物局部作用

在口腔外治法中还可以通过药物的局部作用达到治疗目的，主要体现在以下三方面。

1. 活血化瘀作用

活血化瘀作用是指通过药物渗透作用进入局部皮肤，从而达到改变局部组织血液循环的效果。如在治疗口腔扁平苔藓的外治药物中加入活血化瘀之品，可加快局部血液循环，改善微循环，有助于消除白色网纹。

2. 抑制某些真菌生长、杀灭细菌作用

如在治疗溃疡的药物中加入清热解毒之品，如黄柏、金银花、黄连等中药均含有抗菌、抗病毒的化学成分，对口腔黏膜局部有良好的抗感染作用；蛇床子、射干、木通、知母等中药对真菌有杀灭或抑制作用，对癣类口腔黏膜病有较好的局部治疗作用。

3. 收敛生肌作用

收敛生肌作用对伤口修复过程的影响主要体现在以下三方面。

（1）促进细胞的增生分化与肉芽组织的增长速度，在一定程度上可加快伤口的愈合速度。

（2）促进巨细胞的游出。口腔内的巨细胞，除具有吞噬细菌、异物和坏死组织碎片，提高局部的抗感染能力外，还能分泌促成纤维细胞增殖的物质，并有调节胶原代谢的作用，对促进伤口愈合有重要作用。外用生肌药物能减少瘢痕形成，其防止瘢痕形成的机制与促进巨细胞游出有一定关系。

（3）改善创面血液循环，增加局部血氧供给，加速创面新陈代谢，促进创面愈合。

第四节　提高临床疗效的思路与方法

中医外治法在口腔疾病治疗中占有重要地位。因口腔部位表浅，视之可察，触之可及，故临床上多采用外治法进行治疗。尤其是口腔黏膜病的中医外治法已逐渐成为临床研究的热点，药物剂型和方法也越来越多，但中医外治法同内治法一样，也须根据病变部位进行辨证施治，方可取得理想的治疗效果。在临床实践中，提高口腔疾病中医外治法的疗效应从以下几方面考虑。

一、坚持正确辨证论治原则

提高中医外治法临床疗效的关键在于严格遵循辨证论治原则。外治之宗吴师机强调指出，中医外治必须“先辨证，次论治，次用药”。并申明辨证有五：一审阴阳，二察四时五行，三求病机，四度病势，五辨病形，精于五者，方可辨证分明。辨证是施治的前提和依据，只有确定疾病的阴阳、表里、虚实、寒热之属性，抓住本质，把握病证的标本缓急，才能正确施治，达到预期效果。否则虚实不辨、寒热不明、表里混淆、阴阳不分，不但难以奏效，反会有碍疾病的康复。

二、改革外用剂型，提高临床疗效

虽然应用于临床的中药外用制剂不少，但是主要集中在外用膏剂、搽剂等，多为局部应用，具有抗炎镇痛等作用。应充分利用中药本身的特点，结合现代外用制剂给药系统的优势，增加中药外用品种，扩大应用范围。目前，对于增加外治中药品种的研究，已有一些成功的例子，如过去云南白药只有散剂，现被制成胶囊剂、气雾剂、贴膏剂、酊水剂等多种剂型，并且其应用领域也在不断扩大，被广泛应用于内科、外科、妇科、儿科、五官科、皮肤科等多种疾病的治疗。有些外用剂型通过优化，可提高外用疗效、降低不良反应。通过改革外用剂型可以将其更好地用于临床，扩大外用中药的应用范围，提高临床疗效。

三、根据病变部位与病情需要确定给药途径

病有在表与在里、在局部与在整体之别，而外治疗法亦有施于体表、腧穴、五官九窍及病变局部之不同。因此，正确选择外治的给药途径与方法，有的放矢，是提高中医外治法临床疗效的又一重要环节。临床上，确定给药途径的基本原则可归纳为以下四点。

1. 根据藏象学说，选取窍道给药途径

五脏与六腑互为表里，各司其窍，脏腑有病可反映于窍道，窍道给药又可作用于所属脏腑，以补偏救弊，调整阴阳，达到治疗内在脏腑病症之目的。

2. 根据腧穴功能，确定施药部位

不同的穴位有不同的功能与主治，尤其是某些特定腧穴，对相应的脏腑病症有着特殊治疗作用。选穴外治，有的放矢，针对性强，同时还能起到对经穴刺激和药物的透皮吸收之双重治疗作用。

3. 根据病症特点，确定全身与局部给药

当疾患局限于体表或某一部位时，选择局部给药，可使药物直达病所，奏效速捷。

四、精究剂型作用特点，合理选用外治剂型

除传统的丸、散、膏、丹等外治中药剂型，近年来又开发出了气雾剂、灌肠剂、膜剂、乳剂、熨剂、注射剂等。各类剂型由于制法不同，作用特点各异。因而临床使用时必须合理选用，才能充分发挥剂型的疗效特点。

五、依据三因制宜原则，提高疗效

中医理论认为“天人相应”，大自然千变万化、寒暑交替，时刻都影响着人体的生理与病理，而人体本身又有禀赋、体质、性别、年龄的不同，以及生活习惯和环境等差异，因而运用外治疗法，就必须注意到自然因素和人的因素，即所谓因时、因地、因人制宜。也就是说，不但要区别老幼、男女、体质的强弱，而且要结合季节、气候、地域的不同，以选择最佳的外治方法。再者，同一种疾病，在不同的季节，所选疗法也当有所区别，我国地域辽阔，各地四季气候差异悬殊，因而在运用外治法时，必须结合当地的气候特点，确立相应的治疗原则，以提高疗效，促进患者早日康复。

六、促进药物吸收，提高生物利用度

中药外治疗法都需要经皮给药，如何更好地透皮吸收成为疗效的关键。透皮技术也叫透皮给药系统，是指在皮肤、黏膜表面给药，药物由皮肤、黏膜吸收，进入血液循环，并达到有效血药浓度，实现治疗疾病或预防疾病的一类制剂。经皮给药系统一般为软膏、硬膏、贴片、涂剂、气雾剂等。透皮给药的优点有：局部药物浓度较高、血液循环中药物浓度较低，避免肝脏的首过效应和胃肠道的破坏，维持较长的作用时间，减少给药次数，延长给药时间，维持恒定的有效血药浓度，提高疗效等。而常见的促进中

药透皮吸收的方法有以下几种。

1. 透皮吸收促进剂法

透皮吸收促进剂法是指在外用药中加入透皮促进剂，以帮助药物穿过皮肤角质层、促进表皮扩散，使药物提高经皮吸收率的方法。如气雾剂，其中含有透皮促进剂挥发油，能够通过改变皮肤角质层细胞排列，影响皮肤角质层水合作用；对皮脂腺管内皮脂溶解；扩大汗腺和毛囊的开口等机制，极大地提高药物通过皮肤、黏膜吸收的水平。

2. 超声促透法

超声促透法是指通过超声波的作用，促进药物分子通过皮肤进入组织的一种方法。

3. 离子导入法

离子导入法是指借助于穿透组织的电流来增加药物渗透的一种方法。

4. 局部按摩法

局部按摩法是指通过对皮肤按摩，以增加药物对皮肤、黏膜渗透能力的一种方法。

中医外治法是中医学重要的组成部分，在局部疗效上与内治法相比具有显著优势。中医外治法的种类很多，适应证广泛，药力直达病所，起效迅速，患者易于接受，安全可靠、不良反应小，能够弥补其他治疗方法的缺点和不足。其应用前景广阔，值得深入探索研究。

第五节　注意事项

除了要掌握口腔疾病中医外治法的适应证外，还应该掌握该方法的注意事项，否则不是疗效减退就是出现并发症，因此要足够重视。

在把药物直接作用于口腔黏膜表面的外治法中，为了加强药物的吸收和作用时间，要注意以下几点：首先，局部用药时尽量不说话，以避免药物被唾液稀释或药物不能作用于病变部位；其次，局部使用药物后不要立即进食或漱口，以延长药物作用时间，加强药物的使用效率；第三，由于局部用药作用时间相对较短，每天要多次使用，以增加药物的治疗效果；第四，对于雾化方法，因为雾化剂中多含有激素或抗生素，该方法使用疗程不宜过长，避免黏膜长期使用激素或抗生素而破坏口腔黏膜的生化环境造成菌群失衡。将药物直接作用于口腔黏膜下的外治方法，由于属于创伤性的外治方法，在操作前应做好所用物品的准备工作并进行严格的无菌操作以防止感染，操作完成后应密切观察患者的各项生命体征、面色、神志等，观察数分钟后，待确定患者没有过敏反应及异常情况后方可让其离开。

在非药物外治法中，针灸疗法因其操作简单、实用安全、易于掌握、便于推广成为口腔疾病中医外治法的一大特色，但在实际操作时要注意进针的方向及进针的深浅。治疗结束后，如出现拔针困难，不要强行拔针以避免断针；有些患者在针刺治疗时会出现晕针现象，此时应立即停针，并嘱患者躺下，给予温开水或糖水，重症患者用手指按其人中，一般稍后即可恢复。使用灸法时应防止烧伤，否则若因起疱化脓感染而遗留瘢痕极易引起医疗纠纷；另外，因个人的耐受程度不同，施灸时热度应从低温开始，在患者能耐受的情况下再逐步增温，以免不能耐受。

在使用按摩导引方法时，首先注意按摩部位要准确，才能起到较好的治疗效果；其次手法的力度要适中，避免引起患者的疼痛、不适，甚至不良反应。

第二章 临床应用

第一节 口疮

口疮又称口疡，其特点是口舌出现浅表溃烂，形如黄豆，多见于唇、舌、颊黏膜、齿龈、硬腭等部位。以青壮年多见，常反复发作。西医称为复发性口腔溃疡。

1. 临床诊断

主要依据口腔内表现。其溃疡散在，中间凹陷，边缘整齐而有红晕，表面有浅黄或灰白色薄膜，溃疡面疼痛较剧。辛、辣、酸、咸、甜味及过热食物都可成为刺激源而加剧疼痛。主要病因有过食辛辣、湿热中阻，情志不畅、气郁化火。须注意与鹅口疮相鉴别。

2. 中医分型

（1）心脾积热型：口腔黏膜溃疡，周边红肿，灼痛明显，饮食或说话时尤甚。伴口渴，心烦失眠，大便秘结，小便短黄。舌红，苔黄或黄腻，脉数。

（2）脾肾阳虚型：口疮疼痛较轻，色白或暗，周边淡红或不红，久难愈合。伴倦怠乏力，面色苍白，腰膝或少腹以下冷痛，小便清长，纳呆便溏。舌淡苔白，脉沉迟。

（3）阴虚火旺型：口腔溃疡数量少，周边红肿不甚，疼痛较轻，但此愈彼起，绵延不止。伴手足心热，失眠多梦，口舌干燥不欲饮。舌红少苔，脉细数。

一、药物外治法

（一）含漱法

处方 001

口腔溃疡含片。

【用法】每次含服 1 片，每隔 4 小时含服 1 次。

【适应证】心脾积热型口疮。

【出处】《实用口腔医学杂志》2010,(26):665.

处方 002

明矾 10g。

【用法】加开水 200ml 溶解。每次含 15~20ml,漱口 2~3 分钟,每天 3~5 次。一般 3~7 天可治愈。

【适应证】心脾积热型口疮。

【注意事项】在治疗期间避免食用刺激性食物,禁烟、酒,保持口腔卫生。

【出处】《医药与保健》2010,(12):68.

处方 003

泽漆 2000g。

【用法】加水 2000ml,浸泡 1 小时,然后武火煎煮至沸腾,再用文火煎煮 15 分钟,取汁 1400ml,用消毒密封袋分装,每袋 100ml,存放于 2~8℃冰箱内备用。每次将 10ml 药液含漱 3~5 分钟,每天 5 次,连续 7 天。

【适应证】心脾积热型口疮。

【注意事项】治疗期间忌食腥、冷、辛、辣食物。

【出处】《上海护理》2010,(6):62.

处方 004

黄柏 50g,金银花 50g,菊花 50g,麦冬 50g,桑叶 50g,硼砂 15g,甘草 15g。

【用法】上药加水 1000ml,煎 1 小时,每剂药煎至 600ml,待微温(25~35℃)。含漱时稍提高舌尖片刻,使中药能充分接触口腔内各个部位。每天含漱 6 次,每次含漱 10 分钟,2 周为 1 个疗程。

【适应证】心脾积热型口疮。

【注意事项】用药后尽量少说话,不要漱口,以延长药液作用时间。

【出处】《现代中西医结合杂志》2009,(19):2271-2274.

处方 005

生甘草 6g,五倍子 10g,生蒲黄 12g(包煎)。

【用法】上药水煎 2 次，每天分别在早、中、晚漱口 1 次。重度患者可在正常用药间隔时间内加漱 2 次。

【适应证】心脾积热型口疮。

【注意事项】漱口后 30 分钟内禁食、禁饮。

【出处】《河北北方学院学报》2014,（01）：101.

处方 006

金栀洁龈含漱液。

【用法】含漱 3 分钟，每天 3~5 次，每次 5ml。

【适应证】心脾积热型口疮。

【注意事项】含漱后不再用清水漱口，30 分钟内勿饮水和进食。

【出处】《中国医药指南》2012,（8）：46–47.

处方 007

西帕依固龈液（主要成分是没食子）。

【用法】充分含漱 3 分钟，每次 3~5ml，每天 5 次，连用 7 天。

【适应证】各型复发性口疮。

【注意事项】含漱后吐出，30 分钟内不再使用其他类型的漱口剂，避免进食、饮水。

【出处】《中国药业》2015,（7）：101.

处方 008

天竺雾化剂：天竺黄、瓜蒌皮、木香、两面针、千年健、僵蚕、葶苈子、鱼腥草。

【用法】用药之前先用 0.9% 的生理盐水漱口 2 次，10 分钟后用 10ml 的天竺雾化剂含漱 5 分钟，每天 4 次（三餐后和睡觉前各 1 次），10 天为 1 个疗程。

【适应证】心脾积热型口疮。

【注意事项】含漱后不再用清水漱口，30 分钟内勿饮水和进食。

【出处】《成都中医药大学学报》2013,（4）：80–81.

处方 009

夏枯草 6g，黄连 1g，射干 6g，牛膝 6g，薄荷 6g。

【用法】以上中药（除薄荷外）用水 600ml 煎至 200ml，加入薄荷稍沸，去渣取汁，分早晚两次含漱。每次 10ml，每次 15 分钟。连续含漱 10 天为 1 个疗程。

【适应证】心脾积热型口疮。

【注意事项】含漱后 1 小时内忌漱口、刷牙、饮水、进食。

【出处】《北方药学》2011，（4）：16.

（二）贴敷法

处方 010

吴茱萸 100g，细辛 50g，肉桂 75g，冰片、薄荷脑、樟脑各 100g，水杨酸甲酯 150g，橡胶、松香各 50g。

【用法】将吴茱萸、细辛、肉桂用醇提法提取有效成分制成浸膏，加入冰片、薄荷脑、樟脑各 100g，水杨酸甲酯 150g，调匀；再加入橡胶、松香等基质制成涂料；最后进行涂膏、切段、盖衬，加工成药物胶布，每片 4cm×4cm，约含生药 2g。每晚临睡前，先洗净双脚，擦干，将药膏贴于双足涌泉穴处，每日换药 1 次，一般用药 4~5 天即见溃疡愈合，同时新发的溃疡点得到控制，继而痊愈。

【适应证】阴虚火旺型口疮。

【注意事项】对于病程较长者可适当延长敷贴天数，以巩固疗效。

【出处】《中医外治杂志》2004，（1）：3.

处方 011

吴茱萸、胆南星各等份。

【用法】上药研末，用白醋调成糊状，外敷患儿双足涌泉穴处，每次持续 1 小时左右，持续时间长，疗效会更好。每天 1~2 次，3 天为 1 个疗程。

【适应证】小儿阴虚火旺型口疮。

【出处】《北方药学》2013，（1）：111.

处方 012

①金银花 10g，野菊花 10g。②黄连 15g，吴茱萸 15g。③冰硼散 15g。

【用法】每日予金银花 10g，野菊花 10g，浓煎漱口。年幼不能配合者，用棉球蘸取药汁清洗口腔。再予冰硼散用蜂蜜调成糊状涂敷患处，每天 3 次。另予黄连 15g，吴茱萸 15g，共研细末，每次取适量用醋调成糊状，夜间外敷两足涌泉穴，用纱布裹之，次晨取下。

【适应证】小儿心脾积热型口疮。

【出处】《中医儿科杂志》2014，（1）：50–51.

处方 013

复方冰黄缓释药膜（人工牛黄、青黛、生石膏、黄柏、蒲黄、冰片、生甘草等各适量，将以上药物磨为细粉后过七号筛，以聚乙烯醇为基质，制为口腔溃疡药膜）。

【用法】先用消毒棉球擦干溃疡面及附近黏膜，使用时剪取略大于溃疡创面的复方冰黄缓释药膜，用镊子敷于患处，用棉棒轻按数秒。每天酌情敷药 3~4 次，7 天为 1 个疗程。

【适应证】心脾积热型口疮。

【注意事项】用药后尽量控制口腔功能运动如发音、咀嚼、吞咽等，不要漱口，以延长药膜的保留时间。

【出处】《中国医学工程》2012，（7）：42.

处方 014

细辛（烘干研末）、陈醋各适量。

【用法】用陈醋调细辛末成膏状，用纱布包裹，贴于脐上，外用胶布固定。

【适应证】阴虚火旺型口疮。

【出处】张建德.《中医外治法集要》陕西科学技术出版社.

处方 015

口疮散（知母、川黄连、细辛、肉桂、冰片以 5∶4∶3∶2∶1 比例组成，将以上药物混匀研末，过 100 目筛贮瓶，备用）。

【用法】先将脐部用75%酒精清洗，将1g口疮散填于脐窝内，外以一次性医用透气胶布覆盖固定。每天换药1次，7天为1个疗程。

【适应证】心脾积热型口疮。

【出处】《中医药导报》2014,（14）：72.

处方016

雄黄0.6g，真犀黄0.3g，青黛、甘草、冰片各0.6g，黄柏、龙胆草各0.3g。

【用法】上药制成散剂，将散剂制成药膜贴敷患处。按溃疡面积决定药膜大小，每天3~6次，贴后药膜缓慢溶解。

【适应证】心脾积热型口疮。

【出处】《现代中西医结合杂志》1987,（7）490.

处方017

生附子100g（烘干研末），醋适量。

【用法】以醋调药末如膏，敷于双足涌泉穴处，每天换药1次，5~7天为1个疗程。

【适应证】阴虚火旺型口疮。

【出处】张建德.《中医外治法集要》陕西科学技术出版社.

处方018

吴茱萸15~30g，醋适量。

【用法】吴茱萸研细末，以醋调和为膏，敷于双足涌泉穴处，每天换药1次。

【适应证】阴虚火旺型口疮。

【注意事项】敷药期间少食辛辣刺激性食物。

【出处】《中国中医药报》2010-10-11.

（三）涂擦法

处方019

青黛、冰片各50g。

【用法】上药共研细末。取药末 5g 敷于患处，每天 3~5 次。

【适应证】心脾积热型口疮。

【注意事项】敷药期间少食辛辣刺激性食物。

【出处】《中国中医药报》2010-10-11.

处方 020

苦参、黄连各 100g，冰片 10g，维生素 E 10 粒，醋酸洗必泰乙醇液 20ml，麻油适量。

【用法】将苦参、黄连置于适量的麻油中浸泡 24 小时，用武火加热，待温度升至 120℃后，改用文火维持此温度，并不断搅拌，至麻油枯黄，趁热滤出药渣；放冷后加入研细的冰片并使之溶化，然后加入维生素 E、醋酸洗必泰乙醇液，搅匀；最后加麻油至 5000ml，搅匀，罐装密封。局部涂敷于患处，每日数次，连续使用 5 天。

【适应证】心脾积热型口疮。

【注意事项】用药后尽量减少发音、咀嚼、吞咽等动作，不要漱口。

【出处】《辽宁中医杂志》2003，(8)：653.

处方 021

珍珠末 5g，细辛 8g，冰片 3g，蒲公英 15g。

【用法】上药磨碎打粉，置于 250ml 75° 酒精中密封浸泡 7 天，浸泡期间不断摇晃，使药液充分浸泡、混匀。用灭菌棉签蘸取药液，在口腔溃疡处涂抹并略加按压，尽量不接触正常黏膜。每天 3~5 次，每隔 4 小时涂抹 1 次。

【适应证】心脾积热型口疮。

【出处】《湖北中医杂志》2006，(8)：25.

处方 022

云南白药 1g，地塞米松 0.75g，痢特灵 0.1g，维生素 B_2 5g。

【用法】将上药分别研末，拌匀，用棉签蘸取适量药粉，涂在口腔患处，每天 4 次。

【适应证】脾肾阳虚型口疮。

【注意事项】治疗期间不用其他药。

【出处】《中国社区医师》2005，(1)：34.

处方 023

口疮灵糊剂（黄连、冰片、青黛、儿茶、丹参按 4：1：1：2：3 比例，加入适量蜂蜜、蜂王浆）。

【用法】将该糊剂涂在口腔溃疡表面，或置口腔内含漱一段时间后咽下。

【适应证】心脾积热型口疮。

【出处】《临床口腔医学杂志》2004，(9)：568.

处方 024

①两性霉素 B 漱口液（在 0.9% 250ml 氯化钠液内加两性霉素 B25mg 混合均匀，2~8℃低温保存）；②口疮散（黄柏 3g，黄芪 3g，大黄 3g，白茅根 8g，栀子 4g，生石膏 8g，防风 6g，藿香 3g，甘草 2.5g，土茯苓 4g，白及 4g。以上药物混合研成细末，加入 50g 碘甘油中，搅拌均匀，消毒后装入棕色瓶中备用）。

【用法】先用生理盐水清洁口腔，然后用两性霉素 B 漱口液含漱 2 分钟，最后用消毒棉签取口疮散 3g 敷于患处。每天 4 次，7 天为 1 个疗程。

【适应证】脾肾阳虚型口疮。

【出处】《中国实验方剂学杂志》2009，(6)：93.

处方 025

①野菊花 10g，黄连 5g，鸭跖草（鲜）50g；②口疮散 [茄蒂 20g（烧炭存性），五倍子 20g，白蔹 10g，冰片 2g，共研细末，过 100 目筛，装西瓜霜瓶备用]。

【用法】将野菊花、黄连、鸭跖草水煎，含漱药液，时间大于 5 分钟。然后将口疮散喷涂在溃疡面（用消毒棉签蘸涂也行），每天 3 次，3 天为 1 个疗程。

【适应证】心脾积热型口疮。

【出处】《中医外治杂志》2014，(2)：14.

处方 026

三石平溃散（煅石膏 30g，寒水石 18g，煅月石 18g，明矾 15g，三七 10g，血竭 10g，儿茶 6g，朱砂 6g）。

【用法】上药研为极细末，用高压蒸汽灭菌后，装罐备用。嘱患者先用淡盐水漱口清洁口腔，再用消毒棉签将三石平溃散涂抹在溃疡表面上，以覆盖溃疡面及周边为宜，每天 3~5 次，7 天为 1 个疗程。

【适应证】心脾积热型口疮。

【注意事项】涂药后 30 分钟内禁饮食。治疗期间忌食腥、冷、辛、辣食物。

【出处】《江苏中医药》2012，（4）：34.

处方 027

硼砂 3g，薄荷 3g，青黛 6g，黄连 3g，细辛 3g，乳香 6g，冰片 1.5g。

【用法】将上述中药研细，调成散剂，放置于有色玻璃瓶中密封，备用。使用时，取适量药末均匀敷于溃疡表面，以覆盖溃疡面为宜。每天 3 次，连续使用 4 周。

【适应证】心脾积热型口疮。

【出处】《亚太传统医药》2014，（8）：67-68.

处方 028

①细辛 3g，黄连 3g，乳香 6g，煅石膏 12g；②生甘草 6g。

【用法】将前四药制成散剂，混匀，存于有色玻璃瓶中密封，备用。取生甘草 6g，加开水 50ml 浸泡 30 分钟，分早、中、晚 3 次漱口。然后用消毒棉签将备好的中药散剂均匀涂于溃疡表面，每天 3 次。

【适应证】心脾积热型口疮。

【注意事项】第一次用甘草水漱口后，小心去除溃疡面上的坏死组织，再将散剂涂于溃疡面，以后则不必去除溃疡面上的覆物。治疗期间不用其他药物。

【出处】《中医临床研究》2011，（14）：51-52.

处方 029

口炎清颗粒 10g，冰片 2g，细辛 3g。

【用法】上药研磨成粉末，过 80 目筛后备用。将聚乙烯醇 PVA、羧甲基纤维素钠厘米 C–Na、聚羧乙烯 CP（比例为 3∶6∶1）50g，加水适量浸泡，加热溶解，加入甘油 10ml、研磨好的粉剂，搅匀，涂膜，晾干或烘干，启膜。质检合格后剪成 5cm×5cm，塑封防潮备用。患者每日 3 餐后和睡前，用温水漱口，剪取溃疡大小缓释贴膜敷于溃疡处。

【适应证】心脾积热型口疮。

【出处】《中医药导报》2013，(6)：19–21.

处方 030

溃疡散（儿茶、青黛、冰片各等份，研细，混匀）。

【用法】取适量溃疡散涂溃疡处。每天 3~5 次，连用 4 天为 1 个疗程。

【适应证】心脾积热型口疮。

【出处】《湖北中医杂志》2010，(1)：56.

处方 031

芦荟散（芦荟、黄柏、白砒、大枣各等份，研极细末）。

【用法】用芦荟散敷患处，以药粉覆盖溃疡面为度。每天 2 次，6 天为 1 个疗程。

【适应证】心脾积热型口疮。

【注意事项】严禁将药粉吞下。

【出处】《湖北中医杂志》2004，(7)：37.

处方 032

口疮散（煅石膏、青黛、龙胆草、黄柏、蒲黄、甘草、冰片各等份，分别研末，过 100 目筛，混合后再研，以研至细润无声为度。置有色广口玻璃瓶中备用）。

【用法】将口疮散均匀喷撒于口腔溃疡面，每天数次，最好 2~3 小时 1 次。

【适应证】心脾积热型口疮。

【出处】《中国中西医结合耳鼻咽喉科杂志》2004,(2):98.

处方 033

口疮散(五倍子 5g,天竺黄 6g,枯矾 5g,冰片 3g 等,研细末,过 120 目筛,备用)。

【用法】用蒸馏水或盐水清洗口腔后,于溃疡面上外敷适量口疮散,每天 1~2 次,5 天为 1 个疗程。

【适应证】儿童心脾积热型口疮。

【出处】《辽宁中医杂志》2004,(1):55.

处方 034

溃疡散(甲硝唑片 0.5g,病毒灵片 0.5g,消炎痛片 125mg,地塞米松片 3.75mg,维生素 B_2 50mg,维生素 C 0.5g,地龙粉 0.5g,云南白药 0.5g,六神丸 30 粒,上述药物同研末,装瓶备用)。

【用法】用消毒棉棒蘸适量溃疡散,涂敷在溃疡表面,使药物直接吸收,每天 3 次。

【适应证】脾肾阳虚型口疮。

【出处】《实用医药杂志》2009,(06):32-33.

处方 035

枯脱膏(蒙脱石散、枯矾、汉三七、青黛各 3g,蜂蜜适量,先将枯矾、汉三七分别研为细末,与蒙脱石散、青黛混匀,调入适量蜂蜜,充分搅拌均匀,使其成为软膏。密封贮存,置阴凉干燥处备用)。

【用法】先用生理盐水冲洗溃疡面,然后用消毒棉签蘸枯脱膏涂抹患处,每天 3~4 次,睡前可再涂药 1 次。

【适应证】心脾积热型口疮。

【注意事项】用药后 2 小时内禁饮食。

【出处】《中国社区医师》2012,(34):246.

处方 036

六神丸 10 粒。

【用法】将上药研成细粉,用生理盐水或凉开水 20ml 调成糊状。用消毒棉签蘸药敷于患处，每天 3 次，3~5 天为 1 个疗程，一般 1~2 个疗程即可治愈。

【适应证】心脾积热型口疮。

【出处】《中国现代药物应用》2012，(17)：77.

处方 037

龙葵散（取新鲜龙葵果实 500g，洗净，用干净纱布包裹后，压轧取汁，置干净砂锅内；另取白矾 30g 倒入龙葵汁内搅拌均匀，用文火焙干后，将药块置乳钵内研成细末，装瓶，密封备用。成品为棕黑色干燥粉末）。

【用法】涂敷于溃疡面上，每隔 4 小时用药 1 次。

【适应证】心脾积热型口疮。

【注意事项】用药 20 分钟内不漱口、不饮水。

【出处】《中医学报》2012，(1)：103.

处方 038

生理盐水 100ml，2% 利多卡因 5ml，珍珠粉适量。

【用法】进食前在口腔溃疡面上擦拭利多卡因稀释液（在 100ml 生理盐水中，加入 2% 利多卡因 5ml），餐后予生理盐水漱口。然后，将珍珠粉撒敷于整个溃疡面及周边，每天 3~5 次。

【适应证】复发性口疮。

【出处】《浙江中医杂志》2014，(9)：664.

处方 039

矾糖膏（将白矾和白糖按 1∶1 的比例称好后，碾成粉末，放入不锈钢碗内，置微火上加热，待其融化成膏后，稍冷却即可使用，也可以待其冷却后，分包装好，备用）。

【用法】漱口后，将矾糖膏融化，再用消毒棉签蘸取少许涂于溃疡面上即可。

【适应证】心脾积热型口疮。

【注意事项】在使用矾糖膏后，溃疡处会出现疼痛增加、流口水，但要注意，此时口水不要吞下去，最好是吐掉。5~10 分钟后，口腔黏膜会有少许麻木感，疼痛即可减轻。每天使用不宜超过 3 次。

【出处】《家庭医药（就医选药）》2013，(2)：42.

处方 040

五倍子 15g，枯矾 10g，白及 10g，儿茶 5g。

【用法】先将五倍子炒微黄，然后与他药共打成极细粉，装入带喷嘴的小塑料瓶中，混匀，喷洒至溃疡处，以药末覆盖住溃疡面为度。用药 30 分钟内禁饮食和漱口，30 分钟后用清水漱口。

【适应证】心脾积热型口疮。

【出处】《光明中医》2016，(9)：1309–1310.

处方 041

蒙脱石散和康复新液各适量。

【用法】将上药调拌成糊剂敷于溃疡面，30 分钟内勿喝水、进食，每天敷药 4~6 次。

【适应证】脾肾阳虚型口疮。

【出处】《光明中医》2011，(4)：798.

处方 042

青黛散加强的松（青黛、儿茶各 6g，冰片 1.5g，煅硼砂 9g，强的松 0.1g）。

【用法】上药共研末拌匀。用清水漱净口腔后，再用消毒棉签蘸取适量药物涂敷于溃疡处，30 分钟内勿饮水及漱口，每天 4~5 次。

【适应证】脾肾阳虚型口疮。

【出处】《河北医药》2011，(11)：1730.

处方 043

云南白药、碘甘油。

【用法】先用清水漱口，保持口腔清洁卫生，再用消毒棉球拭干溃疡面及附近黏膜，尽可能保持干燥。然后将云南白药加入碘甘油调成糊状，用消毒棉签涂擦溃疡面。每天 6 次，4 天为 1 个疗程。

【适应证】心脾积热型口疮。

【注意事项】用药后10分钟内禁水，30分钟内禁食。

【出处】《浙江中医杂志》2014，（2）：154.

处方 044

冰片3g，硼砂6g，玄明粉12g，朱砂6g，青黛6g。

【用法】上药共研细末，备用。每次取适量，涂敷于患处，每天3次。

【适应证】心脾积热型口疮。

【出处】《湖南中医杂志》2013，（12）：105.

处方 045

丁香9~15g，打碎。

【用法】丁香置杯中或小瓶中，用冷开水浸泡约24小时，待药液呈棕色后备用。用时将药液涂于溃疡面，每天6~8次，一般3次可愈。

【适应证】脾肾阳虚型口疮。

【出处】范正祥 .《常见病简易疗法手册》人民卫生出版社 .

处方 046

鸡蛋油。

【用法】用煮熟的鸡蛋30枚，去白，将蛋黄打碎，置锅内文火加热，翻炒至水分除尽后改用武火熬制，炒拌至焦黑，即有褐色油渗出，至蛋黄油出尽为止，将油装瓶备用。用时以消毒棉签取适量，涂于疮面。每天3~4次。

【适应证】阴虚火旺型口疮。

【出处】《光明中医》2016，（9）：1309.

（四）噙药法

处方 047

口疮宁含片。

【用法】2小时含服1次，每次1片，每日6次，5天为1个疗程。

【适应证】心脾积热型口疮。

【出处】《湖南中医学院学报》2006，（3）：36.

处方 048

龙血竭含片。

【用法】每次 1~2 片，含服，每日 3~4 次，连用 20 天。

【适应证】心脾积热型口疮。

【出处】《郑州铁路职业技术学院学报》2005，（4）：55.

处方 049

石辛含片。

【用法】含服，每天 3 次，每次 1 片。

【适应证】心脾积热型口疮。

【出处】《中国药业》2014，（14）：111–112.

处方 050

蒲栀蜂胶含片（栀子、蒲公英、蜂胶、麦冬、龙血竭、儿茶）。

【用法】含化，每天 3 次，每次 2 片。

【适应证】心脾积热型口疮。

【出处】《新中医》2013，（4）：44–45.

（五）喷雾法

处方 051

口腔炎喷雾剂。

【用法】先使用淡盐水漱口，以确保口腔清洁，随后将口腔炎喷雾剂直接喷于溃疡面上，每天 3 次。

【适应证】心脾积热型口疮。

【注意事项】用药后 30 分钟内不能饮水与进食。

【出处】《中国民间疗法》2013，（8）：62.

处方 052

银荷漱口液、超声雾化机。

【用法】取 10ml 银荷漱口液进行超声雾化，雾化嘴对准溃疡面，有利于药物在溃疡面发挥作用，雾化时间为 15~20 分钟。雾化完毕再用银荷漱口液含漱2分钟，使舌根、舌底部的溃疡充分接触药液。每天2次，连用5天。

【适应证】心脾积热型口疮。

【出处】《现代临床护理》2011，(11)：29.

（六）穴位注射法

处方053

心脾积热型：心俞（双）、足三里（双）、胸腺素。阴虚火旺型：三阴交。

【操作】根据病情，按中医分型取穴。心脾积热型：主穴心俞（双），每天1穴；配穴足三里（双），每天1穴，左右交替注射。注射药物为注射用胸腺素。常规消毒后用5号5ml注射器抽取2ml胸腺素快速刺入，上下提插，待患者有局部酸麻胀等得气感且回抽无回血后，每穴缓慢推注胸腺素2ml。每日1次，10次为1个疗程。阴虚火旺型，取两侧三阴交穴，方法同上。

【适应证】心脾积热型及阴虚火旺型口疮。

【出处】《临床口腔医学杂志》2005，(5)：311.

处方054

双侧心俞、脾俞、足三里，双黄连注射液。

【操作】①取双侧心俞、脾俞、足三里。皮肤常规消毒后，用10ml注射器抽取双黄连注射液6ml，缓慢进针约2/3，回抽无血后注入药液，每穴1ml，出针后按压局部以防出血，每周3次，共治疗2周。②溃疡面进行常规消毒，取钨锰合金火针（长度30mm，直径0.3mm），将针体及针尖烧红，快速点刺溃疡面及其周围黏膜，深度为2~3mm，直径小于3mm者点刺2针，直径3~5mm者点刺4针，直径大于5mm者点刺6针，每日1次，共治疗3次。

【适应证】心脾积热型口疮。

【出处】《中国临床医生杂志》2015，(4)：42–43.

（七）雾化吸入法

处方 055

复方黄柏液 10ml，地塞米松 5mg，维生素 C 0.5g，生理盐水 15ml。

【用法】上药混匀后雾化吸入，每天 2 次，共 7 天。

【适应证】心脾积热型口疮。

【出处】《临床口腔医学杂志》2013，（10）：621.

二、非药物外治法

针灸疗法

处方 056

水沟、大椎、大陵、风池、曲池、足三里。

【操作】毫针点刺溃疡周围细小络脉，使之微出血即可。同时配合体针，取水沟、大椎、大陵、风池、曲池、足三里，留针 30 分钟。连续针刺 3 天，巩固疗效。

【适应证】心脾积热型口疮。

【注意事项】①治疗期间禁食辛辣刺激食物。②全身口服抗生素以防止口内针刺处感染。

【出处】《中国中医急症》2012，（10）：1651.

处方 057

中都穴。

【操作】患者取仰卧位，选双侧中都穴，双手掌心向下，微握拳，穴位常规消毒后，取 30 号 1.5 寸毫针避开掌背静脉分支，顺掌骨方向刺入 0.5~1 寸，根据辨证施提插捻转、补虚泻实手法，以得气为度，使针感向指尖和肘臂肩部放散。行针 3 分钟后，溃疡疼痛即有减轻或消失，留针 30 分钟。间断行针数次。

【适应证】心脾积热型口疮。

【注意事项】治疗期间避免剧烈运动，尤其上肢引动。

【出处】《现代中西医结合杂志》2007,(6):781.

处方 058

溃疡部位。

【操作】选用 28 号不锈钢针,针柄用布包裹,以不导热为宜。施术时,在溃疡部及其周围做常规消毒,再用5%普鲁卡因行浸润麻醉。约2分钟后,将针在酒精灯上烧红,左手固定患部,右手持针,迅速点刺溃疡部及其周围。每个部位 1~3 针。

【适应证】心脾积热型口疮。

【注意事项】治疗期间忌辛辣、油腻食物,忌烟、酒,保持心情舒畅。

【出处】《中国民间疗法》2014,(8):20.

处方 059

①心脾积热型:选手厥阴心包经荥穴劳宫,足阳明经荥穴内庭;阴虚火旺型:选足少阴经太溪穴或照海穴。②吴茱萸粉 10g。

【操作】①根据临床辨证分型,选取相应穴位。每天针刺 1 次,7 天为 1 个疗程。②中药外敷选取神阙穴敷药治疗。吴茱萸 10g,研末备用。治疗前先用 75% 酒精消毒神阙穴,取吴茱萸 10g 以醋调成糊状,敷于神阙穴上,外用云南白药膏固定,每日 1 次。

【适应证】心脾积热型及阴虚火旺型口疮。

【出处】《中国民族民间医药》2014,(3):95.

处方 060

双侧曲池、合谷、足三里、阴陵泉、内庭、三阴交。

【操作】常规消毒后,用 28 号 1.5 寸毫针针刺,进针得气后,曲池、足三里、合谷用提插捻转平补平泻法,阴陵泉、内庭用提插捻转泻法,三阴交用提插捻转补法。留针 30 分钟,其间行针 1 次,10 次为 1 个疗程。

【适应证】心脾积热型口疮。

【出处】《大家健康(学术版)》2014,(2):51.

处方 061

双侧劳宫、地仓。心脾积热者加双侧合谷、少泽;阴虚火旺者加双侧太溪、足三里。

【操作】常规针刺后，合谷行泻法，太溪行补法，每 15 分钟行针 1 次，留针 30 分钟。留针期间，少泽采用点刺放血，出血量为 10 滴；足三里采用灸法，每穴灸 5 分钟。每 2 天治疗 1 次，共治疗 5 次。

【适应证】心脾积热型及阴虚火旺型口疮。

【出处】《上海针灸杂志》2015，(9)：887.

综合评按：口疮的发病原因不明，临床中没有针对性很强的有效内服药物，主要是对症治疗。在治疗中又以局部治疗为主，但在应用过程中往往忽略中医学整体观念及辨证论治思想的指导和具体运用，很少能体现中医思维，以致临床疗效大打折扣。因此，在应用外治疗法治疗口疮时，务必要从整体考虑，同时还必须遵循辨证论治的原则。在诸多的外治方法中，因含漱法、喷雾法及雾化吸入法都是以液体药物作用于局部，既可清洁口腔，有利于疮面愈合，又可使药效均匀分布，而且不影响使用其他处方，在用药过程中有清爽、甘凉之感觉，故应首选，这些外治方法体现了中医局部治疗的特点。贴敷法、涂搽法是将药物直接施于创面，既可以保护创面也可以消肿止疼，因为方药组成以中药为主，这样既安全，又高效稳效，能充分彰显中医药的特色与优势。部分贴敷法、穴位注射法、针灸法则用药或施治均不在口腔内，充分体现中医“上病下治”的整体观念及辨证施治的特点，具有简、验、便、廉的特点和优势，亦被广泛用于口疮的治疗。临床中当据患者的性别、年龄、体质及有无基础病等灵活选用。

第二节　牙痛

牙痛是多种牙齿疾病和牙周疾病的常见症状之一。因牙痛性质和部位不同，其类型和治疗方法也不一致。包括西医学的急性牙髓炎、牙龈炎、牙周炎等疾病。

1. 临床诊断

牙痛有新久之分、轻重之别、上下左右之不同。一般新病剧痛，而且红肿者多；久病隐痛，不肿不热。

2. 中医分型

（1）风火牙痛：牙齿胀痛，受热或食辛辣之物痛甚，患处得冷则痛减，牙龈红肿，不能咀嚼食物，或腮肿而热。伴恶寒、口渴。舌红，苔薄白，脉浮数。

（2）风寒牙痛：牙齿作痛，抽掣样感，初起轻微，逐渐痛甚，热饮舒适，遇风或饮冷则疼痛加剧。时恶风寒，口不渴。舌淡红，苔薄白，脉浮紧或迟缓。

（3）胃火牙痛：牙齿疼痛，以胀痛为主，牵引头部，或牙龈发红肿胀，甚或出脓渗血，肿连唇舌腮颊。满面发热，口渴，时欲饮冷，口气热臭，恶热喜冷，大便秘结，尿黄。舌质偏红，舌苔干黄，脉洪数。

（4）虚火牙痛：牙齿隐隐作痛或微痛，痛势绵绵，午后疼痛加重，牙龈微红微肿，久则龈肉萎缩，牙齿浮动，咬物无力。唇赤颧红，咽干而痛，虚烦不寐，腰脊酸痛。舌质嫩红，舌苔少，脉细数。

一、药物外治法

（一）含漱法

处方 062

新鲜地骨皮适量。

【用法】将地骨皮洗净，削去嫩皮，在石器中捣碎，用500ml凉白开，入地骨皮，以碗盖浸片刻，用水含漱，口热即吐。

【适应证】虚火牙痛。

【出处】《奇方类编》。

处方 063

露蜂房9g，菊花9g，薄荷叶9g，香白芷6g，川花椒2g。

【用法】将上药以清水300ml煎至约200ml时过滤，待微温后，取适量含漱，每隔1小时1次，通常含漱后牙痛即止。

【适应证】风火牙痛。

【出处】查纬民.《中草药外治验方选》安徽科学技术出版社.

处方 064

荜茇（杵碎）、辽细辛、露蜂房、公丁香（杵碎）各 6g。

【用法】将上药放入砂锅中，加清水 300ml，文火煎至约 200ml 时过滤，瓶贮备用。用温药汁适量含漱，通常频频含漱牙痛即止。

【适应证】风寒牙痛。

【出处】查纬民.《中草药外治验方选》安徽科学技术出版社.

处方 065

椒芍甘酒漱口液（花椒 20g，白芍 15g，甘草 10g）。

【用法】将上药放入含酒精度在 50% 以上的白酒中浸泡 48 小时后备用。牙痛时含漱 5ml 左右，5~10 分钟后吐出。如牙痛剧烈，效果差时，可间歇（相隔 2~4 小时）漱口。

【适应证】风寒牙痛。

【注意事项】禁食辛辣刺激性食物。对牙龈炎、牙周炎所致的牙痛一般漱口 1~2 次疼痛即止，对个别牙痛剧烈者漱口次数和时间要相应增加，一般在 3 次以上。对牙痛复发者再次或多次使用该方，其疗效依然良好。酒精过敏者禁用。

【出处】《现代中医药》2012，（2）：30.

处方 066

桃树皮 4g，柳树皮 4g，白酒适量。

【用法】砂锅中放入适量白酒，以文火煎煮桃树皮、柳树皮，趁热含酒液漱口，每天 3~4 次。

【适应证】风寒牙痛。

【注意事项】治疗期间禁烟酒，忌辛辣。

【出处】《大家健康》2013，（5）：9.

处方 067

艾叶 10g，花椒 15g，细辛 15g，浮小麦 30g。

【用法】3 剂，水煎煮后，频频漱口。

【适应证】风寒牙痛。

【出处】《中国中医药报》2016-5-1+2.

处方 068

鱼腥草 25g。

【用法】鱼腥草水煎去渣，药液稍凉后漱口，每天 2~3 次。

【适应证】胃火牙痛。

【出处】《湖南中医杂志》2016，(8)：114.

处方 069

芫花干燥根皮 700g，玄参 800g，冰片 100g。

【用法】取芫花干燥根皮、玄参，用 30% 的酒精浸泡 7 天，用渗漏法制得滤液，再加入冰片 100g，制得复方芫花根皮漱口液 5000ml。用消毒棉球蘸取漱口液，包压患齿周围，记录止痛时间；后期治疗每天早、晚用漱口液 5ml，每次含漱 10 分钟后吐出，10 天为 1 个疗程。

【适应证】风寒牙痛。

【出处】《湖北中医杂志》2015，(11)：45-46.

（二）鼻吸法

处方 070

荜茇、甘松、白芷各 10g，生草乌 4g，冰片 3g，鹅不食草 6g，细辛 5g。

【用法】上药共研细末过筛后，装瓶密封备用。用时以本品 0.3g 鼻吸。

【适应证】风寒牙痛。

【出处】《中级医刊》1983，(6)：29.

处方 071

净硼砂 3g，玄明粉 3g，公丁香 3g，辽细辛 3g，冰片 2g，白碱粉 9g。

【用法】先将公丁香、辽细辛共碾成极细粉，再与硼砂等其余四味药共碾匀，瓶贮备用。用时嘱患者口含温开水适量，取上药粉少许鼻吸，左边牙痛以右鼻孔吸入，右边牙痛以左边鼻孔吸入，通常 1 次即止痛。

【适应证】风寒牙痛。

【注意事项】鼻吸时可口含水适量，以防药物误入气道。鼻吸药物刺激性较强，孕妇慎用。

【出处】查纬民.《中草药外治验方选》安徽科学技术出版社.

（三）刷牙法

处方 072

擦牙固齿散（花椒 120g，细辛 120g，白芷 300g，川芎 300g，青盐 600g，食盐 600g，生石膏 5000g）。

【用法】上药共研极细末，用牙刷蘸药粉少许，代牙膏刷牙，每日 2 次。

【适应证】胃火牙痛。

【出处】北京市公共卫生局.《北京市中药成方选集》人民卫生出版社.

（四）涂擦法

处方 073

牙盐散[苍耳子仁（焙黄，研末）60g，生竹叶（去梗）500g，生姜 120g，食用盐 180g]。

【用法】小铁锅一口（洗净），将竹叶投入，盛清水，以浸淹竹叶为度，用木炭火煮熬成浓汁后，再将生姜捣汁入锅内，煮沸，过滤去渣。药汁仍倒回锅内，煮沸，将食盐徐徐投入，拌匀，熬干，熄火取去药层，与苍耳子仁共研细末，和匀，入瓶密封，备用。凡牙痛，立即取牙盐散少许涂搽患处，每日涂 3 次，每次数遍，数次可效。

【适应证】各型牙痛。

【出处】《上海中医药杂志》1983，（7）：34.

处方 074

金果榄、射干、马鞭草、三颗针各等份。

【用法】将药物均匀分散在成型材料内，制成口腔含溶丸剂。直接涂于牙痛部位，在唾液的作用下，通过黏膜吸收给药而发挥药效。

【适应证】风火牙痛。

【出处】《中国民族医药杂志》2012，（7）：37.

（五）点滴法

处方 075

牙痛停滴丸（丁香、荜茇、冰片）。

【用法】在牙痛时取 1~2 粒此药丸，剪一小孔将药液滴于患处（如果患者的牙痛是由龋齿引起的，可将药丸直接放入龋洞内），每天用药 3 次。在用药 20 分钟后若牙痛没有明显缓解，可再用药 1 次，每天用药次数不能超过 5 次。此药具有止痛杀菌的功效。

【适应证】风寒牙痛。

【注意事项】牙痛患者在使用牙痛停滴丸时，会出现口舌麻木的症状，这是正常的药理现象，在停药后即可消失，患者不必紧张。此外，牙痛患者在使用牙痛停滴丸的过程中，还可用冰袋或冷毛巾对牙痛处进行冷敷，以加快牙痛缓解的速度。

【出处】《求医问药》2011，（10）：15.

（六）贴敷法

处方 076

六神丸。

【用法】将数粒六神丸碾为粉末，用棉签或镊子将粉末涂于病牙牙龈缘和牙周袋内，再用无菌干棉球压于药物表面，嘱患者咬住 30 分钟后除去棉球。每天 1 次。

【适应证】风火牙痛。

【出处】《医学伦理与实践》2014，（14）：1901.

处方 077

栀柏膏（栀子 15g，黄柏 15g，铅粉 1.5g，麝香 1.5g，龙骨 3g）。

【用法】先将栀子、黄柏煎汁去渣，然后入后三药，煮干研细，黄蜡和药熔化，装瓶备用。每次取药 1g 左右，摊绢上后塞于牙洞内，一夜取出。

【适应证】风火牙痛。

【出处】李超 .《中医外治法简编》湖北人民出版社 .

处方 078

杜衡根、杨梅皮、山姜。

【用法】将以上药物捣碎，外敷于痛牙相对应的脸颊部皮肤，每天 3 次。7 天为 1 个疗程。

【适应证】胃火牙痛。

【出处】《右江医学》2013，（1）：20.

处方 079

吴茱萸颗粒剂、醋、敷料贴。

【用法】将吴茱萸颗粒剂用适量醋调制成糊状，将制备好的药物直接涂搽于牙痛对侧涌泉穴上，外覆敷料贴固定。每次贴敷 2 小时，每天 1 次，3 天为 1 个疗程。

【适应证】虚火牙痛。

【注意事项】若患者局部皮肤出现红疹、瘙痒、水疱等不适症状应立即停止使用。

【出处】《浙江中西医结合杂志》2015，（8）：796–797.

处方 080

蜂房适量。

【用法】取蜂房适量，加纯酒精适量，点火燃烧，待蜂房烧成黑灰时，用手指蘸灰敷于患牙，一般 4~5 分钟可止痛。

【适应证】胃火牙痛。

【出处】《农家致富》2012，（10）：59.

处方 081

云南白药。

【用法】用牙签挑取一点云南白药，用 1~2 滴开水把药完全化开后调成糊状，再用牙签蘸着云南白药糊，将其敷于牙痛处，一般 3~5 分钟后能止住牙痛。

【适应证】胃火牙痛。

【出处】《求医问药》2012，（9）：43.

处方 082

樟脑、青盐、火硝、硼砂各 20g。

【用法】将以上诸药混合后碾成粉末状，搅拌均匀，装瓶备用。牙痛时将上述粉末适量敷于患处，每天 3 次。一般一次即可见效，如尚有余痛可于次日再次重复使用。

【适应证】风火牙痛。

【出处】《中国民间疗法》2010，（5）：40.

处方 083

花椒 5~10g，白酒 50g。

【用法】花椒加水煮 3 分钟，放温后，加入 50g 白酒，待凉后将花椒水过滤，倒入小瓶内，用消毒棉球蘸此水塞入牙痛的部位咬住即可。

【适应证】风寒牙痛。

【出处】《中国民间疗法》2014，（6）：16.

处方 084

公丁香 10 粒。

【用法】上药研末，牙痛时将药末纳入牙缝中。此方治牙痛，一般数秒即能止痛，重者连续用 2~3 次。

【适应证】风寒牙痛。

【出处】《中国民间疗法》2004，（1）：18.

（七）摩擦法

处方 085

细辛（去苗叶）、川芎、藁本（去苗）各 30g，地骨皮 15g，蒺藜子 0.9g，独活（去芦头）30g。

【用法】上药共为细末。先用油涂头顶，以手摩擦一二百遍，再用上药粉涂头顶摩擦数遍。

【适应证】虚火牙痛。

【出处】《普济方》。

（八）发疱法

处方 086

独头蒜 1 枚，轻粉 0.05g。

【用法】将独头蒜去皮捣烂如泥，与轻粉搅匀，将药膏敷虎口处，外用纱布固定，2~3 小时许起疱出黄水即可。

【适应证】风寒牙痛。

【出处】经验方。

处方 087

小独头蒜 1 枚，白芥子 12g。

【用法】先将白芥子研细末，然后将去皮蒜捣烂如泥，与白芥末搅匀，将药膏敷颊车穴处，2~3 小时许起疱即可。

【适应证】风寒牙痛。

【出处】经验方。

二、非药物外治法

（一）艾灸法

处方 088

翳风、合谷。

【操作】取艾条点燃，在患者的这两个穴位上灸 5 分钟，灸到皮肤发红，有热感即可。左侧牙痛灸右侧的穴位，右侧牙痛灸左侧的穴位。或以手指代针按压、搓揉双侧穴位 5~10 分钟。

【适应证】风火牙痛。

【注意事项】灸时避免艾条烧伤皮肤。

【出处】《求医问药》2013，（8）：45.

处方 089

内庭、合谷。

【操作】取艾条点燃，在患者的相关穴位上灸 5 分钟，灸到皮肤发红，有热感即可。左侧牙痛灸右侧的穴位，右侧牙痛灸左侧的穴位。或以手指代针按压、搓揉双侧穴位 5~10 分钟。

【适应证】胃火牙痛。

【出处】《求医问药》2013,（8）：45.

处方 090

太溪、合谷。

【操作】取艾条点燃，在患者的相关穴位上灸 5 分钟，灸到皮肤发红，有热感即可。左侧牙痛灸右侧的穴位，右侧牙痛灸左侧的穴位。或以手指代针按压、搓揉双侧穴位 5~10 分钟。

【适应证】虚火牙痛。

【出处】《求医问药》2013,（8）：45.

处方 091

肩髃。

【操作】患者取坐位，在肩髃穴部位涂少量凡士林，将大小约如苍耳子般的艾炷，放置于腧穴上，并点燃施灸，如此反复灸五壮。以局部皮肤红晕而不起泡为度。每日治疗 1 次。

【适应证】风寒牙痛。

【注意事项】当患者感到有灼痛时，易炷再灸。

【出处】《中国中医急症》2016,（1）：155-156.

（二）针刺法

处方 092

牙痛穴：以门牙为界，分为左右两侧，在耳垂前凹处取穴，交叉取穴，左侧牙痛取右侧穴位，右侧牙痛取左侧穴位。

【操作】予平衡针中的对侧牙痛穴进行治疗。常规消毒后，以 1 寸针灸针向内直刺 0.5 寸，上下提插 3 次，留针 5 分钟。之后在同侧耳后放血约 3ml。

【适应证】胃火牙痛。

【出处】《河北中医》2011,（11）：1689.

处方093

压痛点。

【操作】患者排尿后令其仰卧，用手触其脐周。若触及脐周明显压痛点，且有结节状物，可先行常规消毒，然后选用毫针规格为0.3mm×50mm无菌针灸针立即针刺压痛点，在其痛点处行大幅度提插捻转泻法，以患者觉针下抽痛明显，并放射到远处为度，出针后复针其余痛点，不留针。针刺10分钟后，患者牙痛可缓解大半。

【适应证】胃火牙痛。

【出处】《山西中医》2012,（6）：21.

处方094

合谷。

【操作】选择痛牙对侧合谷穴。患者取坐位，常规消毒，行毫针刺，运针得气后将毫针与电针仪的负极连接，电针仪的正极接在电极板上，作为无关电极，固定在同侧下臂内侧皮肤上，刺激强度以患者能忍受为度，通电20分钟。治疗原则为平补平泻。疗程为3天，每日治疗1次。

【适应证】虚火牙痛。

【出处】《上海针灸杂志》2006,（8）：6.

处方095

太冲。

【操作】取患侧足厥阴肝经太冲穴，常规消毒皮肤，捻转进针0.8~1寸。手法：风火牙痛用泻法。虚火牙痛，用先泻后补法。每10分钟行针1次，留针30分钟。

【适应证】风火牙痛与虚火牙痛。

【注意事项】针下得气后，行捻转法，角度、用力、频率以患者能耐受为度。

【出处】《中医外治杂志》2003,（2）：23.

处方096

双侧合谷、内庭，患侧下关、颊车。

【操作】取双侧合谷、内庭穴，常规消毒皮肤，捻转进针，得气后再配合患侧下关、颊车穴，使针感向病灶传导。得气后留针 30 分钟，每 10 分钟行针 1 次。胃火、风火牙痛用泻法，虚火牙痛用先泻后补法，治疗 1~4 次。

【适应证】胃火、风火及虚火牙痛。

【出处】《中国中医急症》2007，（1）：46.

处方 097

耳门。

【操作】患者取坐位或仰卧位，微张口取穴。患侧穴位皮肤常规消毒后，选用 0.35mm × 25mm 的毫针，针尖垂直皮肤刺入，深度 15~25mm，针下得气后，行捻转泻法，留针 30 分钟，每隔 10 分钟行针 1 次。每日治疗 1 次，3 天为 1 个疗程，一般治疗 1~2 个疗程。

【适应证】胃火牙痛。

【出处】《中国针灸》2011，（4）：359.

处方 098

合谷、地仓、颊车、下关。

【操作】疾病初起捻转强刺激得气，间隔 15 分钟行针 1 次，留针 30 分钟；在病情缓解后平补平泻，间隔 15 分钟，行针 1 次，留针 30 分钟。3 天为 1 个疗程。

【适应证】虚火牙痛。

【注意事项】治疗期间忌食辛辣刺激、忌烟酒、忌冷热之食，饮食宜质软清淡。

【出处】《求医问药》2012，（9）：531.

处方 099

内庭、合谷、颊车。

【操作】患者取坐位，局部皮肤常规消毒，选用 25~40mm 的毫针（预先置于冰箱中冷藏降温），内庭浅刺，合谷直刺，颊车斜刺。将隔热材料置于皮肤表面以保护皮肤，防止冻伤。待得气后，用干冰降温剂直接喷于针体或在针体周围包裹泡沫铜后再将干冰降温剂喷于泡沫铜上进行降温，以加强冷针刺激。留针 3~5 分钟，待患者皮下无凉感，将针取出。冷灸取穴：颊车。将冰柱置于颊车穴表面，用以缓解牙痛。每天 1 次，3 天为 1 个疗程。

【适应证】胃火牙痛。

【出处】《吉林中医药》2015，（8）：855–856.

（三）穴位埋针法

处方 100

牙痛穴：手掌 3、4 掌骨指跟蹼下 1.5 寸处。

【操作】左侧痛针右手，右侧痛针左手。先用 75% 酒精棉球消毒穴位处，然后用止血钳将 0.30mm × 50mm 针灸针在针尖部向上 5mm 处折弯成 90° 角，然后将针体盘成小的圆圈，切断多余针体，消毒针尖后刺入穴位用胶布固定。每隔 10 分钟按一下针进行刺激，也可连续刺激 5~6 次以达到迅速止痛。同时，用甲硝唑片咬在牙痛处，每隔 3~4 小时换药 1 次，一般换 4 次即可。

【适应证】胃火牙痛。

【出处】《中国针灸》2005，（9）：672.

（四）穴位按压法

处方 101

肩井。

【操作】找准痛侧的肩井穴后用拇指按压，逐渐加力，以患者能忍受为度，按 30 秒后即可放松，再压再放松，直至牙痛消失为止。

【适应证】胃火牙痛。

【出处】《内蒙古中医药》2014，（2）：41.

处方 102

合谷。

【操作】用左手的拇指均匀有力地点按、按揉右手的合谷穴 1~3 分钟，以局部有酸胀感，并向周围或上肢放射为宜。然后换手。

【适应证】胃火牙痛。

【出处】《中华养生保健》2014,（9）：32.

处方 103

偏历。

【操作】以双手拇指按压偏历穴，以患者能耐受为度。

【适应证】胃火牙痛。

【出处】《健康时报》2015,（8）：1.

（五）蜂针疗法

处方 104

合谷、曲池、手三里、内庭、风池、太溪、行间、太冲。

【操作】胃火牙痛者，针灸大肠经的合谷、曲池和手三里，以及胃经的内庭、胆经的风池。虚火牙痛者，针灸肾经的太溪、肝经的行间和太冲。采用蜂针疗法治疗牙痛就是用活蜂蜇刺上述穴位，能起到镇痛消炎、修复组织的作用。

【适应证】胃火牙痛及虚火牙痛。

【注意事项】过敏体质者慎用此法。

【出处】《蜜蜂杂志》2014,（1）：12.

处方 105

阿是穴、合谷、下关、颊车、外关、风池。

【操作】第 1 次是在阿是穴蜇 1 针，等 2~3 天肿胀消失后，再开始蜇第 2 针，阿是穴、合谷、下关、颊车、外关和风池等穴轮流交换蜇，3 天 1 次，由开始的 1 次 1 针可逐渐增到 5~6 针。

【适应证】风火牙痛。

【注意事项】过敏体质者慎用此法。

【出处】《蜜蜂杂志》2015,（12）：5.

综合评按： 用中医外治法治疗牙痛，无论救急，还是预防发作，都有显著可靠的效果。中药穴位敷贴法选对侧取穴，这是根据左病右取、右病左取的原理，经脉病的一侧不通，气血运行受到影响，也会影响疗效，故通常通过健侧的经脉来调节身体。这一点在临床中尤应注意。此方法也适于孕妇，避免了根管治疗时药物对胎儿的影响，值得临床推广运用。针灸治疗牙痛对于牙痛有好的治疗效果，通过反复的验证，针灸治疗牙痛，价格低廉，方便可行，又可取得立竿见影的疗效。牙痛患者局部置入六神丸后，发现很大一部分患者很快感到局部有麻木感，疼痛立即减轻或止痛，六神丸局部用于牙源性牙痛，疗效好、简便易行、副作用小，有较大的实用和推广价值。含漱法、刷牙法、鼻吸法、涂擦法、点滴法是把药物作用于局部，起到快速止疼的作用，对暂时缓解牙痛有一定疗效，但这些方法只是暂时止疼，要彻底解除牙痛，还应该去医院进行彻底检查，以防牙痛再次发作。摩擦法、发疱法一般止疼效果会相对较慢，有的甚至是为了缓解长期的牙痛，发疱法也应该注意疱破溃后的感染问题。

第三节　唇炎

本病以唇肿湿烂为主要特征。因唇肿绷紧，开口则痛剧，以致饮食困难，故名紧唇。据唇部红肿、糜烂、疼痛、流水、脱屑、结痂等症状的轻重不一，医籍中又有“口腔湿烂”“唇燥紧裂”“唇风”“唇疔”“茧唇”“翻唇”“唇疮”等病名。相当于西医学的光化性唇炎、糜烂性唇炎、湿糜烂性唇炎、剥脱性唇炎等。现代一般统称为唇炎。

1. 临床诊断

主要依据体检所见。本病多生于下唇，初起唇部发痒红肿，肿胀时轻时重，但不消退，唇色逐渐变深，皲裂出血，久则糜烂流脓血。有的脱屑、结痂交替发作。或因干裂不适，口唇不时瞤动。

2. 中医分型

（1）风热型：口唇瞤动，色变深红，局部肿、痒，伴口干苦。舌苔黄，脉洪数。

（2）湿热型：口唇破裂、糜烂、流脓血，伴口臭口渴，不欲饮食，便秘或溏，小便赤热。舌红苔黄厚腻，脉滑数。

（3）血燥型：口唇皲裂、出血、燥痒、脱屑，伴面白无华，纳呆，口渴，便秘。舌质淡，脉细无力。

一、药物外治法

（一）浸洗法

处方 106

蟾蜍丸、牛黄解毒丸。

【用法】以上丸药可任选一种，以水调化，浸洗唇部患处，每日 2~3 次。

【适应证】风热、湿热型唇炎。

【注意事项】对蟾蜍、牛黄过敏者慎用此法。

【出处】王德鑑，干祖望.《中医耳鼻喉科学》上海科学技术出版社.

（二）湿敷法

处方 107

白鲜皮 15g，蛇床子 10g，川槿皮 10g，地肤子 30g，苦参 30g。

【用法】上药加水煎汤，以纱布块浸吸药液，湿敷唇上。每次 20~30 分钟，每日 3 次。本方可清热祛湿、疏风解毒。

【适应证】风热、湿热型唇炎。

【出处】《中医杂志》1980,（6）：32.

处方 108

康复新液。

【用法】用医用纱布浸透药液后敷于患处，每次敷药 15 分钟，早、中、晚各 1 次。用药 4 周，用药期间不辅以其他药物治疗。

【适应证】湿热型唇炎。

【注意事项】嘱患者避免舔唇，并禁食辛辣等刺激食品。

【出处】《中国现代医生》2011,（20）：148-149.

处方 109

颗粒剂：茵陈、黄柏、苦参、白鲜皮、苍术、野菊花、两面针、甘草各等份。

【用法】将以上颗粒剂稀释成液体湿敷。湿敷具体方法：①剪取与唇部病损大小匹配的消毒纱布 5~6 层；②将上述中药湿敷液适量倒进一次性口杯中，把备用小纱布浸入湿敷液中；③将浸透湿敷液的消毒纱布小心覆盖在唇部病损处；④用吸管不断吸取湿敷液，滴在覆盖于病损处的纱布上，使之保持湿润状态；⑤湿敷约 20 分钟，待痂皮变软浮起时去除纱布，用消毒棉签小心拭去浮起的痂皮；⑥在新鲜创面上涂擦香油或橄榄油。

【适应证】湿热型唇炎。

【出处】《现代中医临床》2014，(6)：26–28.

处方 110

防风 10g，黄芩 10g，苦参 10g，地肤子 10g，蛇床子 10g，黄柏 10g，土槿皮 10g，盐酸金霉素软膏。

【用法】将上述中药加水煎制为 100ml 的溶液，将棉球撕成和双唇形状相同的片状，将棉片完全浸湿，敷于双唇约 20 分钟后取下，用棉签去除已软化的脱屑及死皮，与唇黏膜粘连较紧的可以不去，最后将盐酸金霉素软膏涂于双唇。每日 3 次。

【适应证】湿热型唇炎。

【注意事项】患者不用药时用甘油或凡士林保护双唇，避免光照。

【出处】《中国民间疗法》2013，(11)：18–19.

处方 111

白鲜皮 15g，蛇床子 10g，川槿皮 10g，地肤子 30g，苦参 30g。

【用法】每日 1 剂，置砂锅内煮沸约 10 分钟，离火之后，去除药渣待温，将患唇浸泡于药液内，每次浸泡 15 分钟；或用消毒纱布浸透药汁，敷于唇部，戴上口罩。这两种用法可轮流使用，但以唇部直接浸泡在药液中为主。

【适应证】湿热型唇炎。

【出处】《内蒙古中医药》2011，(21)：16.

(三)贴敷法

处方 112

五倍子、诃子各等份。

【用法】药物共研极细末，敷于患处，盖以消毒纱布，每日 1 次。

【适应证】湿热型唇炎。

【出处】《本草纲目》。

处方 113

金黄散（大黄、姜黄、黄柏、白芷各 2.5g，南星、陈皮、苍术、厚朴、甘草各 1g，天花粉 5g）。

【用法】药物共研极细末，敷于患处，盖以消毒纱布，每日 1 次。

【适应证】湿热型唇炎。

【出处】《外科正宗》。

处方 114

生肌散（赤石脂 30g，乳香 30g，没药 10g，轻粉 7g，硼砂 7g，煅龙骨 30g，儿茶 7g，梅片 1 片）。

【用法】药物共研极细末，敷于患处，盖以消毒纱布，每日 1 次。

【适应证】湿热型唇炎。

【出处】《重楼玉钥》。

处方 115

野菊花叶、马齿苋各等量。

【用法】上药捣烂调蜜外敷。

【适应证】湿热型唇炎。

【出处】《福建中医药》1997,（6）：29.

（四）涂擦法

处方 116

桃仁、猪脂各适量。

【用法】桃仁捣烂，调以猪脂，涂擦患处。每日 1~2 次。

【适应证】血燥型唇炎。

【出处】《本草纲目》。

处方 117

红信 250g，棉籽油 2500g，黄蜡 250~500g。

【用法】以棉籽油熬红信粉至橘黄色，去除药渣，加温入黄蜡融化，离火至冷成膏。以药膏涂抹患处，每日 1~2 次。

【适应证】血燥型唇炎。

【出处】中国中医研究院广安门医院 .《朱仁康临床经验集》人民卫生出版社 .

处方 118

芙蓉叶、大黄、黄柏、泽兰各 240g，黄芩 210g，黄连 180g，冰片 6g。

【用法】上药研极细，调凡士林成膏，以药膏涂擦患处，每日 1~2 次。

【适应证】湿热型唇炎。

【出处】天津市南开医院皮肤科 .《中西医结合治疗常见皮肤病》天津人民出版社 .

处方 119

冰黄膏（冰片 3g，黄连 5g，生山栀 10g，黄柏 10g）。

【用法】上药共研细末，加入适量凡士林，调匀即成。将调好的冰黄膏均匀涂擦于患处。

【适应证】湿热型唇炎。

【出处】《河南中医》2007，（1）：15.

处方 120

紫草油（紫草 450g，香油 1500g，冰片 50g）。

【用法】紫草 450g，放入 1500g 香油中浸泡 24 小时，文火煎至药渣微黄，冷却后去药渣，再加冰片 50g 即成紫草油。用紫草油频涂擦于口唇及唇周。7 天为 1 个疗程，连续 2~3 个疗程。

【适应证】风热型唇炎。

【出处】《四川中医》2006，（6）：90.

处方 121

芩柏软膏（黄芩、黄柏等量），紫色消肿膏（紫草、升麻、贯众、赤芎、红花、当归、白芷、防风、羌活、荆芥穗、儿茶、血竭、冰片）。

【用法】芩柏软膏由黄芩、黄柏组成，等量共研细末过重箩，加凡士林调匀备用。紫色消肿膏制法同芩柏软膏。芩柏软膏加紫色消肿膏等量，涂于皮损处，厚度约1mm，每天3次，每次20分钟。连续治疗4周。

【适应证】湿热型唇炎。

【注意事项】嘱患者饮食清淡，忌烟酒及辛辣刺激性食物，避免日晒，局部忌风吹、寒冷及舔唇咬唇的不良习惯刺激。

【出处】《长春中医药大学学报》2014，（1）：150–151.

处方 122

红花10g，紫草20g，蜂蜡10g，液状石蜡10g。

【用法】先取红花、紫草分别粉碎，将蜂蜡、液状石蜡等加热，入药粉熬出深红色即可，过滤药渣后，灌装盒内冷却，即成为红色唇膏。将适量中药唇膏涂擦于口唇黏膜处，每日2~3次。

【适应证】风热、湿热及血燥型唇炎。

【出处】《河北中医》2009，（2）：201.

处方 123

肿痛安胶囊、丁香油、金霉素眼膏、医用甘油各适量。

【用法】将肿痛安胶囊内的药粉与适量丁香油制成糊剂敷在局部，每日3~4次，每次15~20分钟，坚持敷用，结痂消除后，渗出停止，皲裂愈合，而后局部涂擦金霉素眼膏，6~8小时1次，进食前用温水洗净残留的药膏，而后涂擦医用甘油，2个月为1个疗程。

【适应证】湿热型唇炎。

【出处】《河北中医药学报》2012，（1）：30.

（五）综合疗法

处方 124

五白湿敷剂（白鲜皮、白芷、白及、白僵蚕、白毛藤、苦参各等份）。

【用法】上药煎至200ml，装瓶冷藏备用。唇部创面以中药湿敷，每日2次，每次20分钟，然后以功率50瓦的微波照射15分钟，每周1次，共8周。

【适应证】风热型唇炎。

【出处】《临床口腔医学杂志》2004，(8)：498.

(六)穴位封闭法

处方125

2%利多卡因2ml，曲安奈德注射液1mg，维生素B_{12}注射液0.2mg，贝复济溶液适量，红霉素软膏适量。地仓穴。

【操作】患者半坐于牙科椅上，用碘伏消毒液消毒口周皮肤及口唇，然后用0.9%生理盐水擦拭口周皮肤及口唇，用一次性口腔注射器5ml、5号针头抽取2%利多卡因2ml、曲安奈德注射液1mg，维生素B_{12}注射液0.2mg混合均匀，注射于两侧口角周围的地仓穴，每周2次，2周为1个疗程。如果效果良好，第三周、第四周均为每周一次。用浸有适量贝复济溶液的棉球(根据创面大小)，湿敷于有糜烂、渗出或结痂的创面，每日2次，每次约20分钟，湿敷后无渗出及结痂处连同干燥脱屑处一起涂擦红霉素软膏。

【适应证】风热型唇炎。

【出处】《中国高等医学教育》2011，(1)：143-144.

二、非药物疗法

(一)耳穴压豆法

处方126

主穴：口、脾、胃、神门、皮质下。配穴：湿热型唇炎选大肠、膀胱、三焦；血燥型唇炎选心、肝、肾。

【操作】患者取坐位，耳郭常规消毒，用中药念磁珠，放在0.6cm×0.6cm大小方形胶布上，贴于选好耳穴上，嘱患者用拇指及食指按压贴在耳穴上的胶布，每日揉按数次，每次3~5分钟，每日3~5次，使耳部产生酸胀痛感，每3天更换1次，10天为1个疗程，两耳交替使用。

【适应证】湿热型、血燥型唇炎。

【注意事项】手法不宜过重，以防压破皮肤。

【出处】《陕西中医》2005，(11)：1217.

（二）针刺法

处方 127

舌针取穴：心穴、肝穴、脾穴、肾穴、聚泉、上唇际、下唇际等；体针穴：商阳、历兑、合谷、承浆、水沟、太冲、三阴交等循经取穴。

【操作】心穴（舌尖部）、肝穴（舌面后1/3边缘向内5分处）、脾穴（舌面中央旁开4分处）、肾穴（舌面中央后6分，开4分处）、聚泉（舌面中央处）、上唇际（上唇际之中点）、下唇际（下唇际之中点）。行舌针前，予患者3%过氧化氢或高锰酸钾液漱口以清洁口腔，然后嘱患者自然伸舌于口外，用上下门齿夹住舌体，使舌体固定。选用0.25mm×25mm不锈钢针灸针，在选定的穴位上针刺后，拇指前后均匀捻转10次，不留针，在捻转时，进针1~3mm，以出血为度。体针选用0.25mm×40mm不锈钢针灸针，常规消毒后快速进针，行平补平泻手法，得气后留针30分钟。每日治疗1次，10次为1个疗程，连续治疗3个疗程（1个月）。

【适应证】风热型唇炎。

【出处】《时珍国医国药》2016，（6）：1408.

处方 128

足三里、复溜、三阴交、内庭、劳宫。

【操作】针刺以上穴位，每周治疗3次，共治疗24次。

【适应证】血燥型唇炎。

【注意事项】嘱患者少食辛辣燥热之品，避免舔唇、咬唇动作。

【出处】《中国中医药报》2013-5-1.

综合评按：唇风一名，首见于明代陈实功《外科正宗·卷四》。本病外因多为风、热、湿邪侵犯及日晒、风吹、舔唇等诱因。由于本病以局部病变为主，外用药显得更为重要。本文所列出的药物外治法均是根据病因将药物施于局部，使干燥或糜烂的唇部症状得以缓解，在外用药的同时还应该内服中药以消除病因，使局部症状不再复发。耳穴压豆法及针刺法都是通过经络原理，通过全身调理消除病因，从而治愈疾病，此法充分体现了中医外治法在该病治疗中的特色。

外治之法，药施于局部，既可直接疗病，又可发挥局部保护作用，且可避免服药对其他脏器的影响。本病初发易治，久病难愈，因此该病应早做治疗。无论以哪种方法治疗都应避免和纠正患者舔唇习惯及避免风吹日晒。

第四节　口臭

口臭是指口内出气臭秽，是某些口腔疾病（如口糜、口疮、龋齿）、鼻咽喉疾病（如鼻渊、乳蛾）和其他疾病（如肺痈、胃火、食滞）所致的一个症状。类似于西医口腔溃疡、各种口炎、龋齿、鼻窦炎、扁桃体炎及肺脓肿等所致的口臭。

1. 临床诊断

主要依据口中出气臭秽。

2. 中医分型

（1）脾胃火盛型：口中出气腐臭，伴口干欲饮，身热烦躁，齿龈红肿，便秘。舌红苔黄厚，脉滑数。

（2）肺实热型：口内出气腥臭，伴咳喘，咽痛口渴，大便秘结，小便短赤。舌红苔黄，脉数。

（3）脾胃虚弱型：口内出气微臭，伴饮食不化，食后脘闷，面色萎黄，大便溏薄。舌淡苔白，脉弱。

一、药物外治法

（一）含漱法

处方 129

三香汤（木香 10g，公丁香 6g，藿香 12g，粉葛根 30g，白芷 12g）。

【用法】每日 1 剂，煎汤代水，不宜久煎，分多次漱口。

【适应证】脾胃火盛型口臭。

【出处】《云南中医杂志》1984，（6）：60.

处方 130

金银花 15g，佩兰 9g，穿心莲、山豆根各 6g，甲硝唑粉 2.5g，食用香精适量。

【用法】先将金银花、佩兰、穿心莲、山豆根按煎剂要求制成煎液 500ml，再称取甲硝唑粉、食用香精适量加入煎液中，搅拌溶解分装于 100ml 塑料瓶中即得。每日含漱 6 次，每次 20ml，持续约 5 分钟，10 天为 1 个疗程。

【适应证】脾胃火盛型口臭。

【出处】《实用中医药杂志》2005，（6）：362.

处方 131

没食子口含液。

【用法】含漱，每日 3 次，每次 10~15ml，含漱 3 分钟，尽量使之到达口腔各部位，连用 2 周。

【适应证】脾胃虚弱型口臭。

【注意事项】用后 30 分钟内不进食、不漱口。

【出处】《浙江中医杂志》2014，（5）：389.

（二）刷牙法

处方 132

大黄、冰片各适量。

【用法】大黄炒炭研末，每天晨起床后用大黄炭适量，加少许冰片，刷牙漱口。

【适应证】脾胃火盛型口臭。

【出处】《民族医药报》2006-2-24.

（三）擦洗法

处方 133

枯矾 0.3g，田螺 6g，薄荷 12g，菖蒲 12g。

【用法】将上药水煎后，或浸泡白水后，外用擦洗口腔。每日 3 次，至症状消失。

【适应证】脾胃火盛型口臭。

【出处】刘光瑞，刘少林 .《中国民间草药方》四川科学技术出版社 .

（四）贴敷法

处方 134

大黄、生地各适量。

【用法】将上药切片，贴牙龈出血处。每日换药 1 次，至症状消失。

【适应证】脾胃火盛型口臭。

【出处】《理瀹骈文》。

处方 135

黄芩片适量，涌泉穴。

【用法】取 4 片黄芩片，研碎后用清水调成糊状，需注意水不能太多，否则不利于外敷。将调成的药糊分成两份，外敷到双脚心的涌泉穴处，用纱布固定。每天更换 1 次，连续敷 5 次即可。

【适应证】脾胃火盛型口臭。

【出处】《农村新技术》2015，（5）：64.

处方 136

薄荷脑、神阙穴。

【用法】脐部局部清洗，常规消毒，薄荷脑研为细末，将适量薄荷脑纳入神阙穴，外用胶布固定。次日口腔有清凉爽适的感觉。3~6 天换药 1 次，连用 2~3 次。

【适应证】肺实热型口臭。

【出处】张建德 .《中医外治法集要》陕西科学技术出版社 .

（五）综合外治法

处方 137

甜瓜子粉 6g，丁香 0.3g，香白芷 0.3g，甘草 2g。

【用法】将上药加水 200ml，煎后待凉，擦洗并漱口。每日 3~5 次，至愈。

【适应证】脾胃虚弱型口臭。

【出处】刘光瑞，刘少林.《中国民间草药方》四川科学技术出版社.

（六）噙药法

处方 138

白芷、川芎各等份。

【用法】上药研为末，炼蜜丸，弹子大，每天 1 丸，临睡前含服。

【适应证】脾胃火盛型口臭。

【注意事项】糖尿病患者慎用此法。

【出处】《中国民间疗法》2011，（9）：74.

处方 139

干甜瓜子。

【用法】甜瓜子去壳细研后，炼蜜和成膏。每日 3 次，饭后含化。

【适应证】脾胃火盛型口臭。

【注意事项】糖尿病患者慎用此法。

【出处】《中国民间疗法》2011，（9）：74.

处方 140

橘子皮适量。

【用法】将一小块新鲜橘子皮含在嘴里或咀嚼干橘子皮，每天可反复多次咀嚼，能起到清口气的作用。

【适应证】脾胃火盛型口臭。

【出处】《农村新技术》2015，（5）：64.

二、非药物外治法

（一）艾灸法

处方 141

双侧劳宫穴。

【操作】取双侧劳宫穴，按艾灸法常规操作，每次 25 分钟，7~10 天为 1 个疗程。

【适应证】脾胃虚弱型口臭。

【出处】《上海针灸杂志》1988，(2)：48.

(二) 针刺法

处方 142

双侧劳宫。

【操作】针刺前，先常规消毒。患者取坐位，用 28 号 1.5mm 毫针快速刺入劳宫穴，得气后，行捻转泻法，留针 30 分钟，每隔 10 分钟捻 1 次，每日 1 次，出针时摇大针孔。病情严重者配合劳宫穴点刺出血。

【适应证】脾胃火盛型口臭。

【出处】《针灸临床杂志》2009，(3)：23.

处方 143

主穴：中脘、气海、合谷、足三里、内庭。配穴：伴便秘者，加天枢；口渴甚者，加金津、玉液。

【操作】穴位处皮肤常规消毒，用 40mm 毫针直刺中脘、气海，进针 3cm 左右，提插捻转用泻法，得气后以酸麻胀感向下放射为佳；足三里直刺 3cm 许，用泻法亦使其得气感向下放射；合谷直刺 1.5cm 许；内庭穴斜刺 1cm 左右。以上诸穴均留针 30 分钟，留针期间同时使用电针治疗仪刺激双侧足三里穴，电针频率 15Hz，疏密波，强度以患者感觉舒适为佳。天枢穴常规直刺；金津、玉液点刺放血，每次出血 0.2ml。隔日治疗 1 次，10 次为 1 个疗程，疗程间休息 3 日。

【适应证】脾胃火盛型口臭。

【注意事项】治疗期间嘱咐患者注意饮食清淡，少食辛辣甜腻厚味之物；注意口腔清洁卫生。

【出处】《中国针灸》2004，(9)：599.

处方 144

劳宫、内庭、大陵。

【操作】患者取坐位，先针刺双侧劳宫穴，进针深度为0.5寸，得气后行捻转泻法1分钟；后针刺内庭、大陵，深度为0.5寸，行提插泻法各1分钟，共留针30分钟。每日1次，共治疗20次。

【适应证】脾胃火盛型口臭。

【出处】《上海针灸杂志》2014,（7）：686.

（三）穴位按压法

处方145

大陵穴。

【操作】首先，用左手拇指尖端按压右手大陵穴，垂直用力，向下按压，按而揉之，然后屈伸活动右手腕关节，让刺激充分达到肌肉组织的深层，产生酸、麻、胀、痛、热和走窜等感觉，其强度应以患者能耐受为度。持续20~30秒后，渐渐放松，再轻揉局部，如此反复操作。左右手交替进行，每次每侧穴按压5~10分钟，每日1~2次。

【适应证】脾胃火盛型口臭。

【注意事项】①少食大蒜、洋葱等刺激食物，禁烟戒酒。②多吃蔬菜、水果，保护齿龈。多吃粗纤维类食品、多饮水，防止便秘。③平时可饮用适量茶水，既可以清热祛火，又可以清洁口腔，改善口臭症状。

【出处】《农家之友》2014,（11）：43.

综合评价：口臭对很多人来讲难以启齿，会对患者身心产生一定的影响。由于引起口臭的原因很多，临床宜注意掌握应用指征及禁忌，选择适当的外治方法及药物。一般来讲，口气较轻者，药物外治法一般能很快使口气清新，如含漱法、擦洗法、敷药法，该类药气味芳香，有清热之功，既可根据辨证结果消除病因，又可起到清新口气的作用。但如果不能去除病因，口气会很快复发，因此找到引起口臭的原因后应配合内服药物或规范的治疗，以加强疗效，促使疾病早日痊愈。非药物外治法治疗口臭是通过去除引起口臭的原因或通过经络原理去除胃火，从而达到治疗口臭的目的。

中药外治法是治疗口臭的有效方法，且简便易行，易被患者接受，既可单独施用，也可与内服药同用，作为内治法的一个补充。但在用外治法治疗口臭时，要掌握好适应证，避免适得其反，给患者心理造成更大的影响。

第五节　牙龈病

牙龈病是指局限于牙龈，未侵犯深部牙周组织，以炎症为主的一组疾病，不包括牙根尖炎急性感染、其他疾病在牙龈上的表征，以及牙龈肿瘤及瘤样病变。

牙龈病主要包括：①由单纯局部刺激因素所致的原发性慢性龈缘炎；②由药物因素所致药物性牙龈增生；③由局部刺激与性激素所致的青春期龈炎和妊娠期龈炎；④由局部因素如菌斑等刺激所表现的良性肿瘤，如牙龈瘤等。临床上以刷牙或咀嚼食物时以牙龈出血为特征。本病发病率极高，若治疗及时，多能痊愈，否则可发展为牙周炎。本病属中医“齿衄”范畴。

1. 临床诊断

齿衄临床当分虚实，凡火盛迫血而致者均为实证，一般血色鲜红，量亦较多。因气虚而致齿衄者多为虚证，血色多较黯淡，量亦较前者少，且有齿根动摇的症状。

2. 中医分型

（1）胃经实火型：牙龈红肿，出血量多，血色鲜红，伴口臭，渴喜凉饮，大便秘结。舌红苔黄，脉洪数。

（2）胃经虚火型：唇干舌燥，牙龈糜烂，血色鲜红，伴大便干结，小便短少。舌红少津，脉细数。

（3）肾虚火旺型：龈浮齿摇，出血量少，血色淡红，伴咽干口燥，盗汗颧红，形体消瘦，健忘少寐。舌红苔少，脉细数。

药物外治法

（一）含漱法

处方 146

茅花石含漱液（茅根 30g，鲜茅根 80g，天花粉 15g，生石膏 45g）。

【用法】先煎生石膏 30 分钟，然后入他药，水煎取汁 450ml，凉后含漱，每日 4~6 次，每日 1 剂，2~6 天为 1 个疗程。

【适应证】胃经实火型牙龈炎。

【出处】《中医杂志》1984，（3）：9.

处方 147

蚕沙 5g。

【用法】蚕沙 5g 研细末，纸袋分装，临用时取 1 袋，开水冲泡 10 分钟后含漱。每天含漱 3~4 次，2 周为 1 个疗程。

【适应证】妊娠期胃经实火型龈炎。

【出处】《医学理论与实践》2011，（19）：2337.

处方 148

金栀含漱液。

【用法】每日饭后半小时使用金栀含漱液含漱 3 次，每次 5ml，含漱约 3 分钟。

【适应证】胃经实火型牙龈炎。

【出处】《实用医院临床杂志》2009，（4）：114.

处方 149

洁口爽漱口液（金银花、苦薏、绿茶、蜂蜜等）。

【用法】用洁口爽漱口液漱口，每天早晚各 1 次，每次用液体 15ml，口内保留 5 分钟。

【适应证】胃经实火型牙龈炎。

【出处】《中成药》2015，（8）：1867–1869.

处方 150

口腔宝含漱液（冰片、硼砂、薄荷与丁香酚）。

【操作】于晨起、饭后、睡前用口腔宝含漱液含漱，每天 3~5 次，每次 10~15ml。

【适应证】胃经实火型牙龈炎的辅助治疗。

【注意事项】用药后 2 小时内禁止漱口、进食。

【出处】《中国现代药物应用》2015，（10）：156~157.

处方 151

淡竹叶、薄荷、金银花。

【用法】选择上述中草药中的 1 种，量约 15g，加水 100ml，煮 5 分钟，放凉即可使用。使用前先清洁口腔，取药液约 20~30ml 含漱，尽量使之到达口腔各部，每次含漱 3 分钟，每天 3 次。

【适应证】胃经实火型牙龈炎。

【出处】《家庭医药》2015，（3）：76.

处方 152

黄芩、三七、薄荷各等份。

【用法】采用龈上洁治、龈下刮治等牙周基础治疗后指导患者每天于早、中、晚刷牙后使用。以上三种中药水剂含漱 3 次，每次 2~5 分钟。

【适应证】胃经实火型牙龈炎。

【注意事项】漱口后 30 分钟内不能喝水，进食期间停止使用其他口腔护理产品。

【出处】《北方药学》2014，（11）：53.

处方 153

芦根 6g，金银花 6g，五味子 6g，菊花 2g，甘草 6g。

【用法】用 200ml 沸水浸泡 1 小时，每次 25ml，每日 3 次，饭后含漱 1 分钟，7 天为 1 个疗程。

【适应证】胃经实火型牙龈炎。

【出处】《福建中医药》2015，（6）：28.

处方 154

五倍子、甘草、厚朴各 15g，薄荷 12g，绿茶 10g。

【用法】加水 1500ml 煎至 500ml，煎好后过滤药渣，将药液放置常温后分装成每袋 50ml 的小包装，4~8℃低温保存备用。早晚刷牙后含漱 2~5 分钟，每次 10~20ml，7~10 天为 1 个疗程。

【适应证】胃经虚火型牙龈炎。

【注意事项】使用时避免接触眼睛，含漱后吐出。

【出处】《中国乡村医药》2016，（18）：79-80.

（二）涂擦法

处方 155

人中白 30g，儿茶 30g，黄柏 9g，薄荷 9g，青黛 9g，冰片 1g。

【用法】上药共研细末过筛，贮存备用。用时取少许涂擦患处。

【适应证】胃经实火型牙龈炎。

【出处】凤存安，王允升，宫兰芳.《中医口腔科学概要》人民卫生出版社.

（三）综合外治法

处方 156

地锦草 15g，仙桃草 12g，地骨皮 15g，大生地 15g。炒蒲黄 9g，三七粉 6g，五倍子 6g，煅枯矾 3g。

【用法】先将前四味药用清水 300ml 煎至 200ml，过滤备用；再将后 4 种药碾成极细粉，瓶贮备用。用时先取前 4 种药汁适量含漱，漱后取药粉适量涂搽出血之牙龈。通常经治疗后出血即止。

【适应证】肾虚火旺型牙龈炎。

【出处】查纬民.《中草药外治验方选》安徽科学技术出版社.

（四）刷牙法

处方 157

含双黄连成分的牙膏。

【**用法**】用含双黄连成分的牙膏，每天刷牙 2 次，每次 60 秒，使用 12 周。

【**适应证**】胃经实火型牙龈炎。

【**出处**】《北京口腔医学》2014，(3)：159.

综合评按：牙龈病是由于长期细菌感染所致的牙龈组织病变，若未能给予及时治疗极易导致牙周炎，甚至造成牙齿移位、松动、脱落。因此，用具有消炎作用的外用药，既能使消炎药直达病所，也不至于因内服而产生明显的抗药性。近年来，关于中药消炎作用的研究较多，很多中药在临床上取得了明显的效果，并且有些中药外用药对孕妇也有明显的效果，且没有西药的副作用。含漱法、涂擦法及其他外治法，可使药物直接作用于局部，药物的生物利用浓度大，对牙龈炎症有较好的治疗作用。刷牙法由于能将龈沟内的致病菌快速清除，对牙龈炎有明显的治疗作用。

应用外用药治疗牙龈炎效果良好，安全可靠，价格低廉，长期应用毒副作用小，值得推广，已日益受到临床和研究工作者的重视。

第六节　口疳

口疳，又称口糜、口破、脾瘅，是一种以口舌反复生疮、疼痛溃烂为主要特征的口腔疾病。可发于口腔的颊、舌、腭及唇等任何部位。病程较久，可以自愈，亦能长期反复发作，此起彼伏，经久不已。类似西医之阿弗他口炎、口腔扁平苔藓、鹅口疮。

1. 临床诊断

①初起时患处生有红斑，继则生有粟疹，不久即溃烂成疮，疼痛剧烈，势如火燎，单发或多发。②兼见腹胀便秘，口干口臭，渴喜冷饮，小溲黄赤，五心烦热，大便溏稀，舌红苔黄或厚腻，脉弦数，或舌淡体胖苔白，脉沉缓。

2. 中医分型

（1）阴虚火旺型：溃疡呈圆形或椭圆形，中间凹陷呈浅碟状，基底淡黄色，渗出物不多，边缘整齐，稍隆起，绕以红晕，块数不多。伴口燥咽干，五心烦热，腰膝酸痛。舌红少苔，脉细数。

（2）脾虚湿困型：溃疡形状不规则，大小不等，块数不多，边缘不清、高起，发展快，愈合时间长。伴渴不欲饮，面黄纳差，大便溏稀。舌淡体胖，苔白腻。

（3）脾虚湿热型：溃疡呈多形性，大小不等，可互相融合，基底色深黄，边缘平坦，红晕明显，范围较大。伴面红口热，口干舌燥，口臭唇红，便干溲赤。苔黄腻，脉弦数。多发于青壮年。

（4）肺胃热盛型：初起急骤，溃疡密布，痛如火燎，流涎不欲咽，渗出物多，红晕明显。伴口臭，口热，口干，时有身热。苔白，脉滑数。

一、药物外治法

（一）肌内注射法

处方 158

复方丹参注射液、曲安奈德注射液。

【操作】复方丹参注射液（丹参、降香）2ml 与曲安奈德 2ml 混合，对病损区进行黏膜下注射，7 天 1 次。

【适应证】脾虚湿困型口腔扁平苔藓。

【出处】《中国社区医师》2011，（280）：207.

（二）含漱法

处方 159

金银花 12g，连翘、白茅根各 20g，入地金牛 15g。

【用法】上药水煎，漱口，每日 6 次，每次含 3~5 分钟，重者可增加含漱次数，5~7 天为 1 个疗程。

【适应证】脾虚湿热型口疳。

【出处】《新中医》1990，（3）：27.

处方 160

生甘草 3g，白鲜皮 5g。

【用法】加开水 100ml 浸泡 1 小时后取汁漱口，每天 5 次，每日 1 剂，连用 1 个月。

【适应证】脾虚湿热型口腔扁平苔藓。

【出处】《中医研究》2014,（12）：26.

处方 161

苦参 20g，白芷 6g，苍术 15g，山栀 18g。

【用法】加水使其完全浸润，煎煮 2 次，合并煎液，滤过，滤液浓缩，加入乙醇，滤过，滤液回收乙醇，加蒸馏水至 200ml，制成复方苦参含漱液，密封包装，冷藏。

【适应证】脾虚湿热型口腔扁平苔藓。

【出处】《上海口腔医学》2008,（2）：118.

（三）涂擦法

处方 162

蒲黄粉少许。

【用法】用消毒棉签蘸取适量药末，涂于溃疡面上，咽之无妨，每天 2~3 次，直至溃疡面愈合为止。

【适应证】脾虚湿热型阿弗他口炎。

【出处】《新中医》2017,（3）：69.

处方 163

蜂蜜、三七粉。

【用法】上药各适量调成糊状，局部涂擦，每天 2 次。

【适应证】脾虚湿热型口腔扁平苔藓。

【出处】《中国实验方剂学杂志》2011,（17）：244.

处方 164

康复新液、西瓜霜散剂。

【用法】康复新液含漱，每天 3 次，每次 10ml，然后将西瓜霜散剂喷于溃疡面，连续治疗 7 天。

【适应证】阴虚火旺型阿弗他口炎。

【注意事项】涂擦3分钟内隔湿，涂抹10分钟内禁止漱口。

【出处】《中国实用医药》2015，（30）：153.

处方165

三仙丹（红粉）2g，朱砂1g，冰片1g，乳香3g，没药3g，煅石膏10g，槟榔炭6g，蜈蚣3条。

【用法】上药共研极细末，装瓶备用。使用时可直接将药粉涂擦于患处，每日用药3次，7天为1个疗程。

【适应证】脾虚湿困型口疳。

【出处】《中国现代医生》2009，（15）：155.

（四）贴敷法

处方166

细辛10g。

【用法】细辛研末，用植物油适量调成糊状，贴脐，每日1次，3~5天为1个疗程。

【适应证】阴虚火旺型口疳。

【出处】经验方。

二、非药物外治法

艾灸法

处方167

涌泉、三阴交、足三里。

【操作】患者取仰卧位，将两支艾条点燃，分别对准两侧涌泉穴急灸，直至灼烫后调整艾条与穴位的距离，再灸5~10分钟，至皮肤红晕。再对三阴交、足三里施温和灸5~10分钟至皮肤红晕。每日治疗2次，症状缓解后，每隔3日灸1次，5次为1个疗程。

【适应证】脾虚湿困型月经前或月经期的口疳。

【出处】《中国针灸》1997,（11）：214.

综合评按： 口疮虽属局部病变，但说话、咀嚼、吃饭时均觉疼痛且难以治愈。既往医家多持清胃泻脾的处方治疗此症，疗效不明显。现代一般认为，本病以虚火或虚火兼夹实火较为多见，本文介绍的涂擦法、含漱法，在进食前使用，可避免或减少进食刺激引起的烧灼痛，在疼痛时使用，可立即止痛，并能消炎及预防感染，大部分患者使用后，病程明显缩短，发作间歇延长，有的患者在口疮初发时即马上应用此法，能控制病情发展。据报道，中药漱口液不仅具有西药漱口液的消炎、清洁口腔作用，且止痛作用优于西药漱口液，是临床上值得推广的有效方法。敷脐法及灸法则是运用经络原理进行全身调理，以期治疗疾病的根本，防止该病复发。

第七节　牙周炎

牙周炎是指发生在牙齿周围组织上的慢性感染性损坏性疾病。多因患牙龈炎后未能及时治疗，炎症可由牙龈向深层扩散到牙周膜、牙槽骨和牙骨质而发展为牙周炎。临床以牙龈出血水肿、牙周溢脓、牙周袋形成、进行性附着丧失和牙槽骨吸收，最终导致牙齿松动、移位，牙齿丧失为临床特征。

1. 临床诊断

牙齿动摇以老年人居多，常伴有牙龈萎缩，齿根外露。肾衰牙齿动摇多为满口牙程度不等的动摇，一般前牙重、后牙轻。

2. 中医分型

（1）阳明热盛型：牙齿动摇，牙龈红肿，或牙龈宣露，伴口臭，便秘。舌质红，苔黄白腻偏干，脉滑数。

（2）肾阴亏虚型：牙齿动摇，继而牙龈宣露，伴有腰酸，头晕，耳鸣，脱发。舌体瘦薄，舌质嫩红，苔薄或少苔，脉细数。

（3）肾气亏虚型：牙齿动摇，伴有腰酸，尿后余沥，甚则小便失禁，听力减退。舌淡苔白，脉沉细弱。

一、药物外治法

（一）含漱法

处方 168

黄芩 10g，金银花 10g，鱼腥草 10g，丹参 10g。

【用法】将中药放入 1000ml 水中，文火煎成 500ml，嘱患者每天 3 次刷牙后漱口，含漱 2~3 分钟。

【适应证】阳明热盛型慢性牙周炎。

【出处】《吉林医学》2012，(34)：7511.

处方 169

康复新液。

【用法】用康复新液 10ml，含漱 5 分钟，每天 4 次，连续使用 2 周。

【适应证】肾气亏虚型慢性牙周炎。

【出处】《河北北方学院学报（自然科学版）》2014，(5)：62.

处方 170

蒲公英 100g。

【用法】称取 100g 蒲公英，依次加入 400ml、300ml、300ml 蒸馏水，通过常规煎煮，将其过滤，基于合并滤液的前提下，进行灭菌，冷藏备用。每天含漱 6 次，每次 5 分钟，以 2 小时为间隔时间，每次 10~15ml。

【适应证】阳明热盛型牙周炎。

【注意事项】30 分钟内禁止饮食和饮水。

【出处】《全科口腔医学杂志》2016，(2)：50.

处方 171

银连漱口液（金银花、入地金牛各 15g，白茅根、连翘各 20g）。

【用法】口服红霉素，每天 3 次，每次 0.25g，连续服用 3 天，并采用刮治器进行牙周手工刮治，每周 1 次，连续进行全口刮治 4 周，并让患者保持良好的卫生习惯。在以上治疗的基础上给予中药银连漱口液含漱，每天含漱 3 次，1 个月为 1 个疗程。

【适应证】肾气亏虚型老年牙周炎。

【出处】《临床与病理杂志》2015，（8）：1519–1522.

（二）刷牙法

处方 172

固齿露（白矾、风化硝、食盐各 15g）。

【用法】以上三药加蒸馏水 1000ml 溶解，过滤，刷牙用。

【适应证】阳明热盛型牙周炎。

【出处】《中级医刊》1980，（3）：49.

处方 173

乌贼骨粉 50g，槐花炭 5g，地榆炭 5g，儿茶 5g，薄荷脑 0.6g。

【用法】以上五味药调匀，装瓷瓶备用。用时取少许刷牙，每日 3 次。

【适应证】肾阴亏虚型牙周炎。

【出处】《中级医刊》1980，（3）：49.

处方 174

真珠黄 30g，五倍子 30g，炒制食盐 90g。

【用法】先将前二药分别烘脆碾成极细粉，再同炒食盐碾匀，瓶贮勿受潮，备用。每日早、中、晚各取适量刷牙。

【适应证】肾阴亏虚型牙周炎。

【出处】查纬民 .《中草药外治验方选》安徽科学技术出版社 .

（三）摩擦法

处方 175

牢牙散（旱莲草 31g，骨碎补 31g，青盐 3g）。

【用法】以上三药共研极细末，用时取少许药粉摩擦牙龈，每日 3 次。

【适应证】肾阴亏虚型牙周炎。

【出处】《中级医刊》1980，（3）：49.

（四）湿敷法

处方 176

食盐 3g，附子 1 个。

【用法】共捣烂，和匀，用布扎缚足心。

【适应证】肾气亏虚型牙周炎。

【出处】湖南中医药研究所.《简明中医疗法》人民卫生出版社.

（五）根充法

处方 177

黄金消炎膏（黄芩、金银花、紫花地丁、玄参、生地黄、蒲公英、薄荷各等份），3% 双氧水 10ml，0.9% 生理盐水 10ml。

【用法】将上 7 味中药水煎后过滤浓缩，置于 4℃冰箱中保存备用。牙周袋局部用 3% 双氧水和 0.9% 生理盐水交替冲洗，用消毒棉球擦干，用镊子及探针蘸取黄金消炎膏敷于牙周袋内，1 天后再次重复上述过程，6 天为 1 个疗程。1 个疗程结束后行牙周洁刮治术。

【适应证】阳明热盛型牙周炎。

【出处】《中医研究》2010，（5）：54.

处方 178

牢牙地黄散（藁本 0.6g，生地黄、熟地黄、羌活、防己、人参各 0.9g，当归、益智仁各 1.2g，白芷、黄芪各 1.5g，羊胫骨灰、吴茱萸、黄连、麻黄各 3g，草豆蔻皮 3.6g，升麻 4.5g），3% 过氧化氢适量。

【用法】以上中药研为细末备用。患者在完成龈上洁治 1 周后，对所有患牙进行龈下刮治，用 3% 过氧化氢冲洗牙周袋。在此基础上将牢牙地黄散药末敷于牙齿上，每日 2 次。

【适应证】肾气亏虚型牙周炎。

【出处】《中国中医药科技》2012，（3）：228.

处方 179

黄芩、3% 双氧水、0.9% 生理盐水各适量。

【用法】黄芩用凉水浸泡 1 小时，以 10 倍水煎煮 3 次，每次 1 小时，过滤，合并滤液，滤液常压加热浓缩成浸膏，生药含量 1g/ml，晾凉后，用 30g 真空包装待用，每个包装里药物含量在 10g 左右。做完善的牙周洁治刮治 1 周后，以 3% 双氧水和 0.9% 生理盐水交替冲洗牙周袋，用棉卷隔湿，棉捻吸干液体。打开黄芩药物包装，用 5 号注射器抽取黄芩浸膏，冲洗针头，徐徐注入牙周袋至药液平齐龈缘，用棉捻吸干，再注入黄芩膏，再用棉捻吸干，反复 3 次，第 4 次注入黄芩膏后不再吸出。连用 10 周，每周复诊 1 次。

【适应证】阳明热盛型牙周炎。

【注意事项】嘱患者闭口 30 分钟，勿漱口及饮水。

【出处】《中国医药指南》2015，（18）：188-190.

处方 180

黄芩 100g，淫羊藿、丹参各 50g。

【用法】将以上药物混匀，粉碎后过筛，加水煎煮 2 次，过滤，将滤液合并浓缩至 200ml。将 3%~6% 聚乙烯醇胶液及分子量为 5 万的医用级海藻酸钠混匀，加入硫酸钙固化料成型，将其浸入浓缩液至饱和后晾干，消毒，剪成厚度为 1mm、宽度为 2mm、长度为 10mm 的小条，装袋密封，4℃贮存备用。基础治疗后在牙周袋内放置中药控释药条。每周 1 次，2 次为 1 个疗程。

【适应证】阳明热盛型牙周炎。

【出处】《陕西中医》2009，（5）：526.

二、非药物外治法

（一）耳穴压豆法

处方 181

牙、胃、大肠穴。

【操作】以王不留行籽按压相应耳穴，以患者有痛感为度。取疼痛对侧耳穴，上牙痛者，用牙、胃穴；下牙痛者，用牙、大肠穴。

【适应证】阳明热盛型牙周炎。

【出处】《中医临床研究》2013,（1）：11.

（二）针刺法

处方 182

主穴取患部的牙龈阿是穴，根据患部酌取合谷、下关、颊车、内庭、二间为配穴。

【操作】首先进行口腔洁治及指导使用常规药物漱口。患者取仰坐位，用洗必泰漱口剂漱口 3 次，医者用消毒三棱针刺红肿牙龈，快速进针后缓慢退出，见局部出血，用消毒棉棒擦去，随后用消毒毫针针刺配穴。每周针刺 3 次，持续 4 周。

【适应证】阳明热盛型牙周炎。

【出处】《长春中医药大学学报》2010,（1）：95.

综合评按：本病一般多用内服药治疗，但随着科技的进步和西方医学的影响，中医学者们对牙周病治疗的研究也与时俱进、不断创新，外治法亦取得了较大进展。根据临床的不同药方式可以有多种外治方法。含漱法是将中药有效成分提纯后配置的复方含漱制剂；局部给药法是用中药制成各种剂型放入龈袋或牙周袋内；湿敷法是将中药敷于足心起到引火归原的作用。牙周袋内置药是当前临床上治疗牙周病应用药物最理想的技术方法，是最合理的给药途径。药物作用于牙周袋后，受到唾液的冲刷作用减少，因此能在较长时间内持续释放药物以达到治疗作用。针刺疗法是自古至今治疗牙周病的方法之一，具有止痛、缓解或制止病情发展的作用。中医药在牙周炎治疗中已得到广泛应用，有助于弥补西医治疗的不足，治疗效果较好。同时，操作方法简单，且费用较低，临床中有较大的应用前景。

第八节　牙痈

牙痈，又名牙棋风。发于牙龈，肿起一块，疼痛溢脓。相当于西医学的根尖周病。

临床诊断

多发于龋齿周围牙龈。齿龈肿胀、坚硬，胀热疼痛，遇冷痛减，咀嚼痛甚，渐成脓肿，叩患牙疼痛难忍。

（1）早期：齿龈肿胀坚硬，胀热疼痛。遇冷痛减，咀嚼痛甚，渐成脓肿变软，好发于两侧牙龈，面颊也可肿胀。发生于口腔前部的牙痈，唇部可肿起，在颌下及颏下可引起核肿痛。叩诊患牙疼痛难忍，脓肿溃后肿痛减轻。

（2）晚期：除早期表现外，还常伴有发热、憎寒、头痛、口苦、口臭、口渴、便秘，舌质红，苔黄厚，脉洪数。

一、药物外治法

（一）涂擦法

处方 183

雄黄 1.5g，五倍子 3g。

【用法】将雄黄入五倍子内，以火煅之，研末，装瓶备用。用时取药粉少许涂擦患处。

【适应证】早期牙痈。

【出处】李彬之，杨医亚.《家用中医灵验便方》学术书刊出版社.

（二）含漱法

处方 184

黄蜀葵花 15g，地骨皮 15g，野菊花 15g，骨碎补 15g，薄荷叶 15g。

【用法】将上药共入陶土罐中，加清水 300ml，放在文火上煎至约剩 200ml 时离火，待稍温后过滤，瓶贮备用。用时取微温药汁适量含漱，每隔 2 小时含漱 1 次。

【适应证】早期牙痈。

【出处】查纬民.《中草药外治验方选》安徽科学技术出版社.

（三）湿敷法

处方 185

香橼叶、红糟各适量。

【用法】上二药共捣如泥，敷患处。

【适应证】早期牙痈。

【出处】中医研究院革命委员会.《常见病验方研究参考资料》人民卫生出版社.

（四）根充法

处方 186

金喉健喷雾剂、氢氧化钙糊剂。

【操作】干燥患牙根管后，采用金喉健喷雾剂与氢氧化钙糊剂按 1∶2 的比例混合，封入根管内，并用磷酸锌水门酊暂封。

【适应证】晚期牙痈。

【出处】《中国民康医学》2014，(17)：27.

二、非药物外治法

针刺法

处方 187

患侧耳尖、牙痛点穴。

【操作】患者取端坐位，取其患侧耳尖和牙痛点穴，常规消毒后，医者左手捏住其耳穴，右手用三棱针快速刺入 1 分钟，随之挤出血液 3~5 滴，用消毒干棉球按压针孔片刻。未愈者次日再治疗 1 次。

【适应证】早期牙痈。

【注意事项】如症状特别严重，两侧肿胀及咽下困难者可同时两侧耳穴放血。

【出处】《上海针灸杂志》1995，(2)：95.

处方 188

患侧合谷、曲池、阿是穴（牙龈颊、舌侧）。

【操作】针刺患侧合谷、曲池，用泻法，留针 30 钟，每 5 分钟行针 1 次。阿是穴（牙龈颊、舌侧）用三棱针点刺放血。

【适应证】早期牙痈。

【出处】《上海针灸杂志》1995,（2）：95.

处方 189

患侧合谷、内庭、阿是穴（脓疱）。

【操作】针刺患侧合谷、内庭，用泻法，留针 30 分钟，每 5 分钟行针 1 次。阿是穴（脓疱）用三棱针点刺排脓。

【适应证】早期牙痈。

【出处】《上海针灸杂志》1995,（2）：95.

综合评按： 牙痈多局限于牙龈，运用含漱法、涂擦法、湿敷法，可发挥清热解毒、消肿止痛之功，疗效比较显著。根充法是最为有效的治疗方法，但由于该方法必须由口腔科医生单独完成且对技术要求较高，患者只能在医院完成治疗，且费用较高，但因为该方法是最有效的治疗牙痈的方法，因此在临床中被广泛采纳。针刺法是借脏腑的内在联系，使机体经络通畅，气血调和，营卫通利，阴阳平衡，郁闷之气得以开达，从而邪去正安。临证之时，应灵活选方，或单用一法，成两法并用，或数法兼施。

本节所选之法，多为对症治疗。故在外治的同时，还应注意口腔卫生，刷牙漱口，进流质饮食，勿过食寒凉之物，预防感冒，注意冷暖，必要时须卧床休息。本病易复发，治疗时应坚持用药，病情稳定后，应治愈龋齿，以求根治。

第九节　牙瘤

牙瘤是一种牙龈的局限性慢性炎症反应性瘤样增生物，多发于牙龈乳头或龈缘。它来源于牙周膜及牙龈的结缔组织，因其无肿瘤的生物特性和结构，故非真性肿瘤。牙瘤相当于西医学的牙龈瘤，可发生于任何年龄，预后良好。

临床诊断

牙瘤为发生于牙龈上的肿瘤，分软硬两种：色赤触之易出血者多软，常发于妇女，妊娠期牙龈显著增大似肉芽肿样者又称妊娠性牙龈瘤；色白者多硬，常发于老人。前牙龈为牙瘤的易发部位。

早期在前牙或其他牙龈唇颊腭侧出现一豆大肿物，无疼痛不适，很少出血。肿瘤可数月，甚至数年缓慢生长，压之不痛，稍活动，界清楚，周围多有龋齿或牙宣。牙瘤若发生于青少年或妊娠期妇女时，则瘤软而色赤，触之易渗血，界清有蒂，质软如息肉样。

药物外治法

（一）涂擦法

处方 190

青黛 60g，石膏 120g，滑石 120g，黄柏 60g，阿魏 30g。

【用法】上药分别研细末和匀，涂擦患处。或用麻油调匀，涂擦患处。

【适应证】早期牙瘤。

【出处】经验方。

（二）贴敷法

处方 191

生川乌、生草乌、天南星、生半夏、生磁石、公丁香、肉桂、制乳香、制没药各 20g，制松香、硇砂各 12g，阿魏 10g，轻粉、冰片、麝香各 9g。

【用法】上药除冰片、麝香外，各药研细末后和匀，再将冰片、麝香研细后加入和匀，用瓶装置，勿令泄气。用时将药粉撒于膏药上贴患处。

【适应证】早期牙瘤。

【出处】经验方。

（三）湿敷法

处方 192

雄黄 10g，乳香 12g，煅月石 12g，青石 10g，没药 10g，冰片 5g，硼砂 15g，火硝 10g，朱砂 6g，麝香 6g，凡士林 300g。

【用法】上药除朱砂、麝香外各研细末，然后与朱砂、麝香混匀，然后将凡士林烊化冷却，再将药粉徐徐调入，和匀成膏，用时将油膏涂于纱布上敷患处。每日 1 次。

【适应证】牙瘤将溃之时。

【出处】经验方。

（四）综合外治法

处方 193

制乳香 15g，制没药 15g。

【用法】上药共研极细末，将药粉撒于患处，并以生肌玉红膏盖贴。

【适应证】牙瘤溃后。

【出处】凤存安，王允升，宫兰芳 .《中医口腔科学概要》人民卫生出版社 .

综合评按：牙瘤为口腔良性瘤，预后良好。外治牙瘤方法多，各具特点。如涂擦法、薄贴法对牙瘤早期未溃之时较为适宜。湿敷法适用于将溃之时。综合外治法对晚期已溃之时能起到排脓祛腐之功效。牙瘤到晚期，病因复杂，变化多端，临证之时，务必谨守病机，斟酌选法取方，或单用一法，或数法兼施，或中药内服，或中西结合，以期早愈。

本病除治疗外，还应注意配合保持口腔卫生，及时清除牙垢；戒烟酒，调情志；禁食膏粱厚味、辛辣刺激之品，多食新鲜蔬菜、水果，积极治疗原发病，如牙痈、牙疔、牙衄等，以求根治。

第十节　虫牙

虫牙，又名“蛀牙”“虫蚀”“蚀齿”，是在以细菌为主的多种因素影响下，牙体硬组织发生慢性进行性破坏的一种疾病，相当于西医学的龋齿，是口腔的常见病和多发病。如不及时治疗，龋坏继续向深部发展，可致牙髓病、牙痈、牙槽风等。

1. 临床诊断

主要是根据牙齿表面组织的色、形、质的异常改变。浅层龋：损害只限于牙釉质表面，表现为色素沉着，粗糙，变软或呈暗灰色。中层龋：形成龋洞，牙齿对冷、热、酸、甜等刺激敏感，产生一时性酸痛，但除去刺激，则症状消失。深层龋：龋坏达到牙本质的深层，接近牙髓腔，龋洞较大。

2. 中医分型

（1）胃腑湿热型：多发于青年人和儿童，初起牙体被蛀蚀，表面粗糙或部分剥落，失去光泽，继则龋蚀渐深，形成龋洞，遇冷、热、酸、甜刺激时疼痛加剧，牙齿由白渐灰白，暗滞或呈墨浸状，甚者痛不可忍，涕泪俱出，龈肉红肿，可伴口气秽臭。舌苔黄腻，脉濡数。

（2）肾精亏损型：多见于成年体弱者或老年人，病变进行比较缓慢，牙体侵蚀形成龋洞或残根，遇冷、热、酸、甜刺激时痛剧，齿根动摇，咬物无力，龈肉不红肿但萎缩，或伴有头晕眼花、腰膝酸软。舌红少苔，脉细数等。

药物外治法

（一）涂擦法

处方 194

露蜂房适量。

【用法】将适量露蜂房放于纯酒精中（酌量），点火燃烧，待露蜂房烧成黑灰后，用此灰涂擦患处，一般 4~5 分钟可止痛。

【适应证】肾精亏损型虫牙。

【出处】《新中医》1982，(12)：51.

处方 195

樟脑、朱砂各等份。

【用法】上药共研细末，贮瓶备用。用时取少许涂擦患牙。

【适应证】胃腑湿热型虫牙。

【出处】李彬之，杨医亚.《家用中医灵验便方》学术书刊出版社.

（二）含漱法

处方 196

露蜂房、辽细辛、川花椒、香白芷、北防风各 6g。

【用法】将上药加清水 300ml，用文火煎至约 200ml 时过滤去渣，贮瓶备用。每取微温药汁适量含漱，通常频频含漱其痛即止。

【适应证】肾精亏损型虫牙。

【出处】查纬民.《中草药外治验方选》安徽科学技术出版社.

（三）综合外治法

处方 197

斑蝥粉 0.03g。

【用法】先在囟门刺出微血，将药末放在出血点。

【适应证】肾精亏损型虫牙 。

【出处】莫文丹.《穴敷疗法聚方镜》广西民族出版社.

综合评按： 龋齿虽属小病，但发作之时疼痛难忍。含漱法、涂擦法能使药物充分吸收，达到迅速疗疾的目的，且使用方法简便，随时随地均可应用。其他如综合外治法也有一定疗效。在运用这些外治法时，应避免将药物吞下，因某些药物有较强的腐蚀性或毒性，在解除症状后，应及时漱口将药物完全吐出，以免不必要的损害发生。但要从根本上解决龋齿，还是要根据龋洞的具体情况行永久充填术。

第十一节　颊车骱痛

颊车骱痛属中医“痹证”范畴，“颊车骱”即指“颞下颌关节”。中医理论认为，颊车骱痛是因感受风、寒、湿热之邪，痹阻经络，致颊车骱处气血瘀滞，经络瘀阻不通，而出现的以开口和咀嚼时颊车骱疼痛、弹响、张口受限为主要症状的病症。甚者还可出现耳痛、头晕、头痛等一系列症状，临床上具有渐进性和反复发作性。与西医学的“颞下颌关节功能紊乱综合征”相似。

颞下颌关节功能紊乱综合征是口腔科常见病之一，目前一般认为其发病与患者神经功能状况有关，神经衰弱是其发病的重要因素。下颌关节咀嚼肌解剖异常，机械、物理、创伤、寒冷刺激等可诱发或加重此病。临床以下颌关节运动障碍，活动时关节区及其周围肌群疼痛，关节运动时发出杂音或弹响为特征。

临床诊断

主要是根据病史和症状：①颞下颌关节运动障碍，开口过小，开口偏歪；开闭口绞索。②颞下颌关节活动时关节区及其周围肌群疼痛。③颞下颌关节运动时发出杂音或弹响。

一、药物外治法

（一）拔罐法

处方 198

当归 6g，白芷 6g，乳香 6g，没药 6g，细辛 6g，薄荷 6g，香附 15g，红花 15g，丝瓜络 15g。

【操作】将上药浸于 95% 乙醇 100ml 中 2 周，过滤备用。治疗时把药液倒入罐体中，扣于患部压痛处，使药罐吸附于患部，同时头偏向对侧，使药液浸润患部皮肤。每日 1 次，每次 20~30 分钟，7 次为 1 个疗程。

【适应证】颞下颌关节功能紊乱综合征开口运动障碍，以疼痛为主者。

【注意事项】①治疗期间患者忌咬硬物，避免张口过大。②有病灶牙时应及时处理，必要时可配合西药治疗。

【出处】《中华理疗杂志》1990，(3)：181.

(二)贴敷法

处方 199

三七 4.5g，地龙 5g，白芷 3g，红花 3g，乳香 5g，没药 5g，血竭 6g，桃仁 9.5g，钻地风 6g，黑膏药 500g。

【用法】先将上药共研细末，把药粉和入、溶解在膏药内，然后用绒布和油纸制成长 2cm、宽 1.5cm 大小的膏药备用。用时应把制成之膏药烊化（切勿火烤）后，贴敷于患侧下关穴处，7 天换药 1 次。

【适应证】各期颊车骱痛。

【注意事项】膏药温度不可太高，避免伤及面部皮肤，如皮肤烫伤应即停用此法，待皮肤伤好后再酌情治疗。

【出处】张材生 .《中药贴敷疗法》中国医药科技出版社 .

处方 200

白芷、生栀子、红花、土鳖虫、生草乌、生川乌、当归、生半夏、制乳香、制没药等量，使用水提取法，浓缩成浸膏，加入适量基质，搅拌均匀，灌装，每支 25g。

【用法】治疗时患者取坐位，用生理盐水将皮肤表面清洗干净，从一支药膏中挤出适量药膏滩涂在患者的颞下颌关节疼痛处及下关穴和听宫穴处，厚度约 2mm，涂抹均匀，然后外敷消毒纱布。坚持每天换药 1 次，7 天为 1 个疗程。患者治疗 1 个疗程后未治愈者，再继续治疗 1 个疗程，2 个疗程后观察疗效。

【适应证】早期颊车骱痛。

【出处】《外科杂志》2013，(26)：5.

（三）热敷法

处方 201

当归 15g，白芷 15g，伸筋草 25g，桂枝 15g，透骨草 30g，延胡索 25g，薄荷 6g，乳香 9g，细辛 10g，没药 9g，川乌 6g，香附 9g，三七 9g，丝瓜络 15g。

【用法】将上述中药装入 1 个布袋中，用冷水浸泡 5 分钟，放入蒸锅中，开锅后蒸 5 分钟左右，趁热敷于关节处，每次敷 15 分钟。热敷时，应同时进行有节律的开闭口运动。使用后，将布袋放于通风处晾干下次再用，每剂可用 4~5 次。每天 2 次，10 天为 1 个疗程。

【适应证】早期颊车骱痛。

【出处】《临床合理用药杂志》2009,（10）：48.

处方 202

当归 15g，白芷 9g，薄荷 6g，乳香 6g，没药 9g，川乌 6g，香附 9g，三七 9g，细辛 6g，丝瓜络 15g。

【用法】将上述中药分成 2 包，用布袋装好密缝，先在冷水中将布袋浸泡 1~2 分钟，然后加热蒸，开锅 3~5 分钟后，趁热敷于关节区。每天 1~2 次，每次 15 分钟，热敷时应同时做有节律的开闭颌运动，用后将布袋悬挂在通风处下次再用，1 剂可用 4~5 次。

【适应证】本法具有活血舒筋、散寒止疼作用，适用于晚期咀嚼肌疼痛及关节盘后区损伤。

【注意事项】药包温度应控制在 56~60℃之间，以患者能耐受为佳。

【出处】《黑龙江医学》2005,（5）：397.

（四）熏洗法

处方 203

透骨草 30g，延胡索 15g，当归 15g，姜黄 12g，海桐皮 15g，威灵仙 12g，制乳香、制没药各 10g，白芷 9g，桃仁 10g，红花 10g，木瓜 15g，川续断 15g。

【用法】上药碎为粗末，用纱布包好，加水煎煮 30~40 分钟，将药液倒入保温瓶中，患者趁热将颞颌关节部位对准热水瓶口，离面部 5~7cm，使热气熏患部。每天熏 2~3 次，每次熏 30~60 分钟，10 天为 1 个疗程。本法一剂药煎液可反复加热使用，节省药材，易于保存。亦可用该方药液洗患部。

【适应证】晚期颊车骱痛，尤其对肌肉疼痛疗效明显。

【注意事项】本法适用于成人，不宜用于 10 岁以下的儿童。治疗时患者应选择好位置和姿势，防止烫伤。

【出处】经验方。

（五）穴位注射法

处方 204

甲钴胺注射液（500mg/ 支）0.1ml。

【操作】穴位注射组：用 1ml 一次性注射器抽取甲钴胺注射液（每支 500mg）0.1ml。微张口取听宫穴，常规消毒后，用快速直刺法将针刺入皮下组织，缓慢推进或上下提插，有酸胀麻等得气感后，回抽无血即将药液缓慢注入。一侧患病取单侧，双侧患病取双侧，隔日注射 1 次，10 次为 1 个疗程，疗程之间休息 5~7 天。

【适应证】晚期颊车骱痛。

【出处】《中国民间疗法》2008，（11）：10.

（六）综合外治法

处方 205

上关、下关、颊车、听宫、听会穴；五子散（五味子、王不留行子、莱菔子、决明子、紫苏子）。

【操作】患者取仰卧位，医者用拇指指腹轻揉上关、下关、颊车、听宫、听会，反复搓揉数遍，使疼痛逐渐缓解，并使脸部有轻微发热感。用拇指指关节点按听宫、上关、下关、颊车，力量要刚柔相济，渗透有力，用中等刺激法，使患者有酸痛感，而后用擦揉法放松其脸部肌肉。手法按压完后用摇法。以右侧颞下颌关节紊乱为例，医者以右手食指包裹纱布，伸入口腔内向下扣住下颌骨，左手拇指压在髁状突部位，余下四指拿住下颌骨。助手固定患者头部，右手按住下颌骨做摇晃手法，使两侧关节活动。

做完上述手法后用五子散加热后热敷 15 分钟，7 天为 1 个疗程。

【适应证】晚期颊车骱痛。

【出处】《按摩与导引》2007,（12）：21.

处方 206

翳风、上关、下关、颊车、合谷、太阳穴；复方当归注射液，复方维生素 B_6、B_{12} 注射液，复方黄芪注射液。

【操作】患者取坐位，医者点按翳风、上关、下关、颊车、合谷、太阳穴，每穴约 1 分钟；医者一手扶住患者头部，另一手拇指置于其髁状突前侧颧骨弓下的凹陷部，反复按揉约 2 分钟，另一手用大鱼际置于患侧颞颌关节周围，反复摩动约 2 分钟。在翳风、上关、下关、颊车、合谷、太阳穴注射复方当归注射液，复方维生素 B_6、B_{12} 注射液，复方黄芪注射液。根据发病的原因、病情的轻重及取穴的多少决定药物的种类、用量。一般每穴用药 0.5~1ml，每天注射 1 次，10 次为 1 个疗程。

【适应证】早期颊车骱痛。

【出处】《中外医疗》2008,（24）：84.

二、非药物外治法

（一）综合外治法

处方 207

患侧下关穴、阿是穴及两侧合谷穴，超激光疼痛治疗仪。

【操作】①取患侧下关穴、阿是穴及两侧合谷穴。常规消毒后，用 30 号 1.5 寸毫针快速进针直刺下关及阿是穴，得气后留针 20 分钟，施以艾条温灸，使患者有温热感而无灼痛感为宜，再配以两侧合谷穴，静留针 20 分钟，手法均用平补平泻法。每天 1 次。治疗 5 天，休息 1 天。②在上述治疗的同时合并超激光治疗（超激光疼痛治疗仪）。选择 600~1600nm 的波长，治疗时患者去枕平卧，面向正前方，取胸锁关节上方 2.5cm、正中线外侧 1.5cm、胸锁乳突肌内缘处，先用 SG 型照射头压紧星状神经节，按输出功率为 80%~90%，周期为 2 秒，照射 7 分钟，再用 B 型照射头对准患侧颞颌关节疼痛点，同样按上述输出功率和周期照射 7 分钟，最后用 C 型照射头按输出功率 100% 连续照射颞下颌关节 7 分钟。每天 1 次，正常治疗 5 天，休息 1 天。

【适应证】早期颊车骱痛。

【出处】《现代中西医结合杂志》2010，（2）：170.

处方 208

耳门、上关、下关、颊车、翳风、合谷。

【操作】患者仰卧于床，头侧偏，置患侧于上，医者端坐于患者头后方，以温热之手在患侧面部施以掌揉、鱼际揉，以面部发热为佳；取耳门、上关、下关、颊车、翳风、合谷等穴，施以指揉、一指禅推法、按揉等手法，以下关、颊车为重，施术约 10 分钟；患者头摆正，医者一手大鱼际置于患侧颞颌关节处，另一手按在健侧下颌部，两手相对用力挤按揉；患侧面颊部施小鱼际擦法，至局部发热，拿捏合谷约 1 分钟。上述手法隔日 1 次，5 次为 1 个疗程。取上关、下关、颊车、耳门、翳风穴，局部常规消毒后，以 1 寸毫针刺之，合谷穴以 1.5 寸毫针刺之，诸穴得气后，在针柄上穿置一约 2cm 长的艾卷施灸，待燃尽，除去灰烬，将针取出。隔日 1 次，5 次为 1 个疗程。

【适应证】早期颊车骱痛。

【出处】《河南中医》2006，（9）：30.

处方 209

患侧下关、颊车和健侧合谷穴。

【操作】患者取仰卧位或侧卧位，局部常规消毒，用直径 0.30mm、长 25~40mm 毫针，取患侧下关、颊车和健侧合谷。下关闭口取穴，针尖稍向后进针 25~35mm，使针感扩散到整个颞颌关节；颊车，针尖向上斜刺 30~40mm，使针感放射到整个颊部。下关、颊车用中等刺激手法，捻转幅度为 2~3 圈，捻针频率为每秒 2~4 个。合谷，直刺 25~35mm，用轻捻转、小幅度提插手法行针，留针 25~30 分钟。起针后患者轻轻活动颞颌关节 2 分钟，再加用 AL-2 型低频电磁综合治疗仪治疗，磁头紧贴患侧下关穴，调节输出电流量，大小以患者耐受为度，一般选择磁感应强度为 0.1~0.4 T 不等，治疗时间为20分钟。每日治疗1次，10次为1个疗程。

【适应证】早期颊车骱痛。

【出处】《中国针灸》2009，(4)：280.

处方210

下关、上关、颊车、听宫、合谷。

【操作】患者取坐位，局部常规消毒，下关、上关、颊车、听宫均采用30号1寸不锈钢毫针，直刺0.5~0.8寸，施提插捻转手法，至局部有酸胀感，并沿面部向四周扩散。合谷直刺1寸，得气后留针30分钟。每天1次，10次为1个疗程。用台式红外线治疗灯照射患侧，距离以患者能耐受为准。照射30分钟，每天1次，10次为1个疗程。

【适应证】早期颊车骱痛。

【出处】《浙江中西医结合杂志》2012，(7)：561.

（二）艾灸法

处方211

主穴：下关、听宫、颊车、阿是穴。配穴：耳门、听会、翳风、合谷、足三里、肝俞、肾俞。

【操作】每次选1~3穴，每穴用艾卷温和灸10~20分钟，每日灸治1~2次，5~7次为1个疗程，疗程间隔3天。也可用隔姜灸，每次选穴2~3个，每次每穴施灸5~7壮，艾炷大如枣核，每日灸治1次，5次为1个疗程。

【适应证】早、中期颊车骱痛。

【注意事项】在灸治的同时须消除致病因素；注意保暖，慎避风寒。

【出处】田从豁，臧俊岐.《中国灸法集粹》辽宁科学技术出版社.

（三）按摩法

处方212

上关、下关、耳门、听宫、听会、颊车、肝俞、肾俞、耳上点、耳前点、耳下点、痛点。

【操作】患者取坐位，医者站其旁，在患侧颞颌关节周围自上而下做单拇指揉法，反复施术 2~3 分钟；单拇指沿耳前自上而下做一指禅推法，反复施术 1~2 分钟，以局部透热为宜；患者逐步张口，医者用单拇指沿耳前凹陷自上而下做按压法，反复施术 3~5 遍；拇指按于关节突旁痛点处，其余 4 指托于下颌处，嘱患者轻缓张合颞颌关节，随动随按，按动结合；点按上关、下关、耳门、听宫、听会、颊车、肝俞、肾俞等穴各 30 秒钟；然后重点拨揉点按耳上点（耳门与头维连线中点）、耳前点（耳屏前方凹陷中，张口于关节突后缘取之）、耳下点（耳垂下方凹陷中，翳风前上方取之）各 1 分钟。每次治疗 15 分钟，隔日 1 次，10 次为 1 个疗程，连续治疗 2 个疗程。

【适应证】中期颊车骱痛。

【出处】《中医药导报》2011，（4）：80.

（四）针刺法

处方 213

下关、合谷。

【操作】患者取坐位，闭口放松，局部常规消毒后，采用 30 号 1.5 寸毫针，直刺下关 1~1.2 寸，在下关穴上下左右各 1 寸处直刺 4 针，进针 0.5~1 寸。以上 5 针均行平补平泻手法，然后取对侧合谷穴直刺 0.8~1.2 寸，行捻转提插泻法。留针 30 分钟，每天 1 次，共针 10 次。

【适应证】早期颊车骱痛。

【出处】《内蒙古中医药》2014，（2）：41.

综合评按：关于颊车骱痛（颞下颌关节功能紊乱综合征）的治疗，目前尚缺乏特效疗法。本文所选拔罐法、贴敷法、热敷法、熏洗法多选用具有能去除病因的外用中药，药效直达病所，切合该病病机，临床多获良效。综合外治法、穴位注射法是将药物直接注射于颞颌关节腔内，可起到立竿见影的疗效，但这些方法只是暂时缓解关节区不适，不能起到永久治疗作用。而非药物疗法都结合了针灸和推拿疗法，一来可使关节区肌肉得到放松，使症状缓解，起到理疗的作用，二来也可温经活络，疏通气血，这也是该病外治的特色。由于本病病程较长，且易反复发作，临床可多法施治，必要时应配合西药治疗，对提高疗效，缩短病程，多有裨益。

第十二节　甲状舌骨囊肿

甲状舌骨囊肿为胎儿发育期，甲状舌管退化不全，残余上皮及其分泌物聚积而形成的先天性疾病。属中医的“积聚”“脓瘤”范畴。

1. 临床诊断

主要是根据症状和体征，且多见于儿童。主要临床表现：颈部中线舌骨下出现肿物，呈球形无痛性囊状体，界限清楚，可随吞咽而活动，压之稍有弹响，肤色正常。张口伸舌时可牵引肿物向上活动。如感染局部出现红肿热痛，溃破后初可溢出黄色黏稠液体，后期形成经久不愈的瘘管。据其上述症状特点临床不难诊断。

2. 中医分型

（1）囊肿期：自幼发病，肿物按之如囊裹水。

（2）蕴毒期：肿物硬胀，皮色红晕，胀痛发堵，吞咽不利，或见语言呼吸障碍。可伴见发热、便秘、尿赤等全身症状。舌红苔黄。

（3）瘘管期：肿物破溃形成瘘管，流出稀水脓液，瘘管闭合后可再次形成，反复不愈。舌苔薄白，脉沉细或弱。

药物外治法

（一）贴敷法

处方 214

铁箍散软膏：生南星、生半夏、生川乌、生草乌、白及、白蔹、白芷、土贝母、川黄柏、南薄荷、川大黄、姜黄片、枯黄芪、猪牙皂、荆芥穗各 30g。

【用法】上药共研细末，取 60g 加蜂蜜 120g 调和成膏。用时取适量敷于囊肿部位，用油纸盖贴外加胶布固定。2 天换药 1 次，1 个月为 1 个疗程。

【适应证】囊肿期甲状舌骨囊肿。

【出处】北京中医医院 .《中西医结合临床外科手册》北京出版社 .

（二）涂擦法

处方 215

芙蓉膏（黄连、黄芩、大黄、芙蓉叶、泽兰叶各 20g）。

【用法】上药共研细末，另加冰片 6g，凡士林 5000g，共调和成膏，涂擦囊肿处。每日 2 次，1 个月为 1 个疗程。

【适应证】蕴毒期甲状舌骨囊肿。

【注意事项】用药期间，忌食辛甘厚味，以免助火化毒，每次涂药前用淡盐水擦洗局部皮肤，避免感染。

【出处】广州部队后勤卫生部 .《新编中医学概要》人民卫生出版社 .

（三）综合外治法

处方 216

玄参 30g，蒲公英 30g，连翘 15g，白僵蚕 15g，土贝母 15g，红花 10g，白芷 12g，当归 15g，乳香 10g，生甘草 10g。

【用法】上药加水 1500ml，煎至 500ml，加食盐 10g，溶解，装瓶备用，用棉签蘸药擦洗患部，每次 10~15 分钟，后敷铁箍散软膏。2 日 1 换，1 个月为 1 个疗程。

【适应证】囊肿期、蕴毒期甲状舌骨囊肿。

【注意事项】每剂药液可用 1 周，注意保存，囊肿溃破者不宜用。

【出处】经验方。

处方 217

京红捻（京红粉 15g，利马锥 15g，乳香 6g，轻粉 45g），化毒散软膏（化毒散 20g，凡士林 80g），混匀调和成膏。

【用法】将京红捻各药混合研成粉，用棉纸卷成纸捻，按需剪成小段。用镊子夹持入伤口内，至底部稍提出 0.5cm。外敷化毒散软膏，用敷料盖之包扎。2 天 1 换，治愈为止。

【适应证】瘘管期甲状舌骨囊肿。

【注意事项】①溃破成瘘后，切忌挤压。②忌食肥甘厚味辛辣之品。

③制药捻时应注意无菌操作，避免交叉感染。

【出处】北京中医医院.《中西医结合临床外科手册》北京出版社.

综合评按：甲状舌骨囊肿多见于儿童，采用中药外治法能收到较好疗效。如本文所选贴敷法化痰散结，囊肿初成多能消散。涂擦法清热解毒、化瘀消肿，切合病机，蕴毒期用之最宜。洗法加贴敷法药力加强，收效迅速。京红捻直入瘘管，引流排脓，外加敷药法，便于瘘管愈合。然而甲状舌骨囊肿属于“积聚”“脓瘤”类证，病位深着筋骨，伤肉败血，且病期较长，应坚持治疗。必要时可配合内服中药或西药治疗，如诸法用之无效，可行囊肿或瘘管切除术。

第十三节　颞颌关节风湿证

颞颌关节风湿证为具有关节炎变的变态反应性疾病。临床以颞颌关节出现疼痛、重着、酸楚、麻木或关节活动障碍为特点。属于中医“痹证”“历节风”范畴。

1. 临床诊断

①患者有感受风、寒、湿或有扁桃腺炎、咽喉炎病史。②患者双侧颞颌关节常同时发病，且反复发作，青壮年及老年人均可发病。③排除颞颌关节的其他病变。

2. 中医分型

（1）实证：①风寒湿痹型：风胜则关节疼痛，游走不定；湿胜则关节疼痛重着，肌肤麻木不仁；寒胜则疼痛剧烈，痛有定处，遇寒加重。②热痹型：关节疼痛，有灼热感。舌红脉数。

（2）虚证：发病日久，关节疼痛，时轻时重，或形寒肢冷，遇寒加重。舌淡苔白，脉弱。

共同表现：病初颞颌关节隐隐疼痛或出现小核，逐渐漫肿坚硬，色白不熟，经久不溃。严重时张口疼痛，关节周围酸痛胀感明显，甚至出现红肿，遇风寒湿邪则加重，常伴全身游走性、多发性关节疼痛。

一、药物外治法

（一）药罐法

处方 218

丹参 30g，细辛 12g，乳香 30g，没药 30g，陈醋适量。

【操作】将青霉素或链霉素（粉）注射液空瓶，瓶口封口不动，瓶底用砂轮磨除，使其边缘平滑整洁，用水清洗后备用。将以上中药煎剂（400ml 水煎至 200ml），装瓶备用。临用时，将药液倒入制备好的小瓶内，液体量约占小瓶容积的 2/3，再加入适量的陈醋，以瓶内药液不会流出为准。在颞下颌关节区，相当于听宫穴处，找出压痛最敏感处为一点；在颧弓下方乙状切迹，相当于下关穴处，找出压痛最敏感处为第二点，用龙胆紫做标记。然后让患者头部保持患侧朝下、健侧朝上的姿式，将药罐口（砂轮磨开的瓶底）对准标记。再让患者头部旋转 180°，使头部健侧朝下、患侧朝上。然后从瓶封口处插入带针管的针头，抽除瓶内空气，产生真空，使药瓶吸附于皮肤上。第一瓶吸附成功后，用同法进行第二个。有毛发的部位最好刮除毛发，若不能刮除可涂凡士林以防空气进入瓶内而使药瓶脱落。拔罐时间为 60 分钟左右，其间可做张口运动。每日 1 次。

【适应证】颞颌关节风湿证风寒湿痹型。

【出处】《青海医药杂志》1996，（11）：9.

（二）贴敷法

处方 219

防风、独活、秦艽、威灵仙、海桐皮、川椒、川芎、赤芍、白芷、全当归、马前子、甘草各 10g。

【用法】上药研末混匀，用陶器加水适量调成糊状，煮沸 2~5 分钟，将药平铺于白布上包好，敷药布袋上加油适量，使其成一层油状，敷于患部皮肤。每日 1 次，每次 1~2 小时，15 天为 1 个疗程。

【适应证】颞颌关节风湿证疼痛甚者。

【注意事项】用药后若患者感到灼热，可暂去之。如皮肤起疱，可用酒精消毒，待愈后再行贴敷。

【出处】张材生.《中药贴敷疗法》中国医药科技出版社.

处方 220

苍术 9g，黄柏 9g，龙胆草 3g，防己 15g，羌活 12g，桂枝 9g，白芷 9g，威灵仙 9g，神曲适量。

【用法】上药共研为末，装瓶备用。用时取药末 3~6g，加烧酒少许制成药饼，敷贴于患部皮肤，盖以纱布，用胶布固定。每日 1 换，7 天为 1 个疗程。

【适应证】颞颌关节风湿证疼痛甚者。

【注意事项】用药后若患者感到灼热，可暂去之。如皮肤起疱，可用酒精消毒，待愈后再行贴敷。

【出处】李超.《中医外治法简编》湖北人民出版社.

（三）热敷法

处方 221

肉桂 6g，当归 10g，川芎 6g，羌活 6g，白芷 6g，天南星 6g，赤芍 10g，泽兰 6g，乳香 6g，干姜 4g。

【用法】上药研成粗末，用布包好，入笼蒸热，趁热熨关节区部位，每次 1 小时，每日 2 次。

【适应证】颞颌关节风湿证风寒湿痹型。

【注意事项】药包温度宜在 40~46℃之间，熨后避风寒，忌用冷水洗脸。

【出处】凤存安，王允升，宫兰芳.《中医口腔科学概要》人民卫生出版社.

（四）涂擦法

处方 222

雷公藤 100g，苍术 30g，威灵仙 30g，乳香 15g，马前子 15g，白芷 12g，生甘草 10g。

【用法】上药共为粗末，加白酒 500ml，浸泡 14 天，过滤，取药液备用。

用消毒棉签蘸药液涂擦关节部位，每日 2 次，每次 10~15 分钟，以局部皮肤发红为度。15~30 天为 1 个疗程。本药液对颞颌关节风湿证及全身风湿性关节炎有明显的止疼作用。此药液亦可内服，每次 15~30ml，每日 2 次。

【适应证】各型颞颌关节风湿证。

【注意事项】肝肾功能异常及对酒精过敏者忌内服。

【出处】经验方。

二、非药物外治法

艾灸法

处方 223

下关、听宫、翳风、阿是穴。

【操作】采用艾卷温和灸，每次选穴 2~4 个，每次每穴施灸 10~20 分钟，每日 1~2 次，10 次为 1 个疗程。

【适应证】慢性颞颌关节风湿证风寒湿痹型。

【出处】田从豁，臧俊岐 .《中国灸法集粹》辽宁科学技术出版社 .

综合评按：颞颌关节风湿证是临床常见病、多发病。多因正气不足，风寒湿邪侵袭所致。初起正盛邪实多为实证，久则伤及气血，损及阳气多为虚证。本文所选外治之法，用之方便，疗效确切，皆以祛风、除湿、散寒、温阳、止痛为主。因此，凡风寒湿邪偏胜者用之最妥。然湿郁化热，阴亏之证非上法所长，当另选效法，切不可孟浪妄投。再则颞颌关节风湿证，病期较长，终非一方一法尽疗，临床应配合内服汤药或西药治疗效果会更好。熏洗法虽为有效之法，临床亦应因具体病情选用，如高血压、心衰者宜慎用。

《当代中医外治临床丛书》参编单位

（排名不分先后）

总主编单位

河南大学中医药研究院
中华中医药学会慢病管理分会
开封市中医院
海南省中医院
北京中医药大学深圳医院

副总主编单位（排名不分先后）

北京中医药大学
南京中医药大学
山东中医药大学
河南大学中医院
黑龙江中医药大学
辽宁中医药大学
四川省第二中医医院
浙江省义乌市中医医院
南阳理工学院张仲景国医国药学院
湖北省英山县人民医院
河南省中医糖尿病医院
江西省高安市中医院
河南省长垣中西医结合医院
甘肃省兰州市中医医院
甘肃省兰州市西固区中医院
河南省开封市儿童医院
河北省馆陶县中医院
湖北省咸宁市中医院
湖北省武穴市中医院
中日友好医院

编委单位（排名不分先后）

河南省中医院
河南省开封市第五人民医院
南阳理工学院张仲景国医国药学院
河南省郑州市中医院
开封市中医糖尿病医院
河南省项城市中医院
广东省深圳市妇幼保健院
河南省荥阳市中医院

山东省聊城市中医院
中国人民解放军陆军第 83 集团军医院
甘肃省兰州市西固区中医院
成都中医药大学
江苏省扬州市中医院
江苏省盐城市中医院
江苏省镇江市中医院
河北省石家庄市中医院
河南省三门峡市中医院
河南省三门峡市颐享糖尿病研究所
河南省安阳市中西医结合医院
河南省林州市人民医院
广州中医药大学顺德医院附属均安医院
河南省南阳市中医院
河南省南阳名仁医院
河南省骨科医院
河南省濮阳市中医院
四川省南部县中医院
贵州省福泉市中医院
浙江省义乌市中医医院
海南省三亚市中医院
黑龙江省安达市中医医院
湖北省天门市中医医院
湖北省老河口市中医医院
深圳市罗湖区中医院